A・マスキリエに捧ぐ。その無私の心と先見の明が、何千人もの回復を支援し続けている対話の開始を可能にしてくれた。

第二版への序文

本書の初版は、インターネットポルノ利用者の最初期の脳スキャン研究が発表された数ヶ月後に完成した。その後、科学者たちはポルノが脳などに与える影響について実に多くのことを発見したので、この新版はすでに遅すぎるくらいだ。こうした新しい進歩をまとめてから、その他の興味深い展開に目を向けよう。

まず、少し振り返ってみよう。２０１０年末に私はウェブサイト www.YourBrainOnPorn.com を作った。著書『脳は奇跡を起こす』でのノーマン・ドイジ医師を除けば、私は神経可塑性の原理とそれに関する発見を、インターネットポルノ利用者の命運に適用する唯一の人物だった。実のところ、中毒は病理的な学習の一形態であり、ポルノによって引き起こされる性的な条件づけと同じで、脳は変化する。

実験を通じて、極端な症状を持つポルノ利用者の多くはこの情報を聞いてホッとしたし、自分たちのポルノによる性的機能不全、変化する性的嗜好、中毒症状の解決にそれが有益だと感じた。そうした中毒症状としては、よくない影響があるのにやめられない、禁断症状、もっと極端な材料への不承不承のエスカレーション（許容度）がある。

私のウェブサイトと本書初版で私は、ギャンブル中毒、食品中毒、インターネット中毒における脳変化(中毒モデルと整合したもの)を裏付ける何百もの既存研究を苦しむ人々に紹介した。フェイスブックのクリックやスロットマシンが中毒関連の脳変化につながるなら、ストリーミングされる目新しいポルノを見ての自慰だってまちがいなくそうした脳変化を引き起こす。

既存の中毒研究に基づく適切な類推に加え、私は(主に)男性の談話に大きく頼っている。理由の一部は、インターネットポルノ利用者に関する神経学的研究などが少ないせいだ。こうした男性たちの物語のほとんどは、まだこの第二版にもある(ただし今日ならそのすべてを、回復フォーラムで共有されている類似の物語で置き換えることが可能だ)。そうした事故報告を残したのは、それがインターネットポルノの潜在的な影響について、いまだに最も情報豊かな証拠だからだ。

いまは何が変わっただろうか? 過去3年で、研究者たちはインターネットポルノ利用者について、中毒モデルを支持する多くの研究を発表してきた。そうした結論の一部は、性的な問題は性的嗜好の変化など、中毒しないポルノ利用者における一部の症状を説明するのに役立つものだ。

こうした新しい研究は、該当する章で詳細に述べる。だがここで概説しておこう。この新しい研究には、ポルノ利用者についての神経学的研究37件、新規の論文レビュー12件が含まれ、どれも世界最高の神経科学者たちによるものだ。またポルノ利用のエスカレーションやポルノ習慣化(許容化と中毒の兆候)を明らかにする研究も15件ほどある。それらを見ると、耐性と禁断症状の両方の証拠が出ている。ポルノが引き起こす性的問題については、ポルノ利用とポルノ中毒を性的問題や性的刺激への興奮反応低下に結びつける研究が

23件ある。こうした論文の4本では、男性たちがポルノ断ちでこうした問題を治癒したことから、因果性の証拠もある。さらに50件以上の研究が、いまやポルノ利用を性的満足や交際の満足の低下と結びつけている。同様に、40ほどの研究がポルノ利用を認知機能低下や心的健康問題と結びつけている。

インターネットポルノ利用は、ポルノ回復フォーラムで報告されている各種問題の多くについて、主因候補として認識されている。とはいえ、因果の方向性はまだ一部の科学者たちが納得するほど確立されていない。いわゆる「さらなる研究が必要」というわけだ。もちろん患者たちが苦しんでいるのに、診断マニュアルがいつまでも手をこまねいているわけにはいかない。2013年に『診断統計マニュアル（DSM）』は、研究が不足していると言って、インターネットポルノ中毒という個別の診断を追加するのをためらった。だが世界保健機関（WHO）はその新しい『国際病気分類マニュアル（ICD）』で立場を更新した。ICD－11は「強迫性行動不全」という診断を含んでいる。▶001 これはポルノに苦しむ人々の診断に好適であり、ポルノの影響に関する研究と専門教育を促進するだろう。▶002

本書の初版以来、私はインターネットポルノに関する学術論文を2本共著した。どちらもインターネット上で全文が読める。最初の論文「インターネットポルノは性的機能不全を引き起こしているのか？レビューと臨床報告」はアメリカ海軍の医師7人との共著だ。これは40歳以下の男性に見られる性的機能不全の空前の増大を追跡し、その根底にある原因についての可能性を論じている。2本目は「慢性的インターネットポルノ利用の排除が効果を挙げる」というもので、インターネット中毒についてのイスタンブールにおける国際会議での講演に続き、トルコの中毒に関する学術誌編集者の要請に応えて書いたものだ。他の文化もポルノの潜在的な影響を懸念しているのは明らかだ。

国際的な懸念のさらなる証拠は、南米泌尿器研究者や、同地域の男性性的健康クリニックからの専門家による大規模会議での講演依頼だった。泌尿器科の医師たちは、患者の平均年齢が不気味なほど下がっているのに直面して、考えられる原因をすべて探っているのだった。

若者のポルノ利用に関する統計はやっと現実に追いついてきた。「若年オーストラリア人のポルノ利用と性的リスク行動とのつながり」は、15〜29歳の若い男性の100%がポルノを見ており、若い女性の82%が見ていると報告している。また初めて見た年齢は下がり続け、男性の69%と女性の23%は初めてポルノを見たのが13歳以下だ。[▶003]

多くの国はポルノの影響についての研究を増やすよう求めている。アメリカの一部の州は、インターネットポルノの利用を公衆衛生上の危機だと宣言する決議を可決しており、さらなる行動を求めている。またイギリスでは、ポルノサイトの閲覧にあたって独立年齢認証を求める動きも出ている。こうした展開は、ポルノの潜在的な危険を目につきやすいものにして、論争を盛んにしつつある。本書のこの新版が、この継続的な議論において疑問に答え、有益な情報を提供するのに役立つことを願う。

２０１７年8月

ゲーリー・ウィルソン

はじめに——ポルノ中毒克服の鍵は「脳の中」にある

敵を征服する者よりも己の欲望を克服する者のほうが勇敢だ。
というのも最もむずかしい勝利は己に対するものだからだ——アリストテレス

あなたが本書を手にしているのは、なぜ世界中で何十万人ものポルノ利用者たちが、ポルノ断ちを試しているのか不思議に思ったせいかもしれない[▼004]。

でももっとありそうなのは、自分でも困ったと思う形でポルノと関わり合っているから本書を読んでいるということだろう。やめようと強く決心しているのに、ますます多くの時間をオンラインで赤裸々な映像探しに費やしてしまっているのかもしれない。セックスで射精できなかったり、勃起がまともに起こらなくなったりして、医者に相談してもまともな原因が見つからないせいかもしれない。あるいは本物のパートナーではもはや興奮できなくなってしまい、オンラインの妖精たちに絶え間なく呼ばれているように感じているのかもしれない。あるいは自分でも困惑するような、自分の価値観から逸脱したり、果ては自分の性的嗜好から外れたりするようなフェチ映像にエスカレートしているせいかもしれない。

こうした問題に気がついた何千人もの他の人々と同様、あなたもたぶん自分の問題とポルノ利用を結びつけるまでにはしばらく時間がかかったはずだ。自分が何か他の不全症に囚われていると思ったかもしれない。あるいは馴染みのないうつ病や社会不安や、あるいはある男性が恐れたような若年痴呆症に直面しているのかも、と思ったかもしれない。テストステロンが低下したか、単に歳をとったのかと思ったかもしれない。善意の医師から処方薬をもらったりした人さえいる。医師は、ポルノ利用なんか心配無用と言ってくれたかもしれない。赤裸々な画像への興味はまったく正常で、したがってインターネットポルノは無害だという権威ある声はたくさん聞かれる。この前半は正しいが、後半はこれから見るように正しくない。ポルノ利用者のすべてが問題を生むわけではないが、一部の人には問題が生じる。現時点で主流文化は、ポルノ利用が深刻な症状を引き起こすことはないと想定しがちだ。そして声高なポルノ批判はしばしば宗教や保守的な組織からくるので、リベラル指向の人々は、それを何も考えずに一蹴してしまいがちだ。

だが過去9年間にわたり、私はポルノ体験についての人々の発言に注目してきた。そしてもっと以前から、科学者が脳の仕組みについて学んだことを研究してきた。ここで言わせてもらおう。これはリベラルと保守派とかいう問題ではない。宗教的な恥や性の自由をめぐる話でもない。

これは脳の性質と、それがまったくちがう環境からのヒントにどう反応するかという話だ。果てしなく供給される、オンデマンドの性的新奇性の慢性的な過剰消費の影響についての話だ。若い頃から無限にハードコアビデオにアクセスする結果の話だ――この現象は進行が速すぎて、研究者たちも追いつけずにいる。たとえば、２００８年の研究によると、男子の14・４％は13歳未満でポルノを見ているという。[005]２０１１年に統計を集めた頃には、早期の曝露《ばくろ》は48・７％にまで上がった。[006] ２０１７年のオーストラリア人15〜29歳を調査したところ、男性の69％、女性の23％は、初めてポルノを見たのが13歳以下だったという。[007] 男性全員と女性82％は、どこかの時点でポルノを見たことがあった。

同様に、ポルノを毎日見るというのは２００８年調査では稀だった（５・２％）が、２０１１年になると思春期の13％が、ポルノを毎日のように見ていた。２０１７年には、男性39％と女性４％（15〜29歳）が毎日、しばしばスマートフォンで見ていた。[008]

10年ほど前までは私も、インターネットポルノについて特にどうとも思っていなかった。女性の二次元的な映像は、実際の三次元女性の代用としてはできの悪いものだと考えていたのだ。ポルノ禁止を支持したことはない。私はリベラルなアメリカ北西部のシアトルで、無宗教の家で育った。「共存共栄」が私のモットーだった。

だが妻のウェブサイトフォーラムに、自分はポルノ中毒だと称する男性が登場しはじめると、何か深刻なことが起きているのは明らかとなった。昔から解剖学と生理学を教えてきた身としては、神経可塑性（体験が脳に及ぼす変化）、脳の欲求メカニズム、ひいては中毒に特に関心がある。この分野の生物学的な研究は追っていたし、人々の欲求の生理的な基盤や、それが規制不全に陥る方法についての発見に魅了されてきた。

そこで描かれるこうした男性たち（そしてのちに女性たちも）の症状は、彼らのポルノ利用が脳を再訓練し、大きな物質的変化をもたらしたことを示唆していた。精神分析医ノーマン・ドイジはベストセラー『脳は奇跡を起こす』でこう説明する。

コンピュータに向かってポルノを眺める男性たちは……脳地図の可塑的変化に必要なあらゆる条件を満たす、ポルノ訓練セッションへと誘惑されたのだった。いっしょに発火するニューロンは結節されてしまうので、こうした男性たちはこうした画像を、脳の快楽中枢に接続する練習を大量に受け、しかも可塑的変化に必要な没頭するほどの関心を向けている。彼らは性的興奮を感じ、自慰によるオルガズムに達するたびに、報酬神経伝達薬「ドーパミンのほとばしり」が、そのセッション中に行われた接続を集約する。この報酬は行動を後押しするだけではない。それは店舗で『プレイボーイ』を買うときに感じる恥ずかしさを一切刺激しない。これは「処罰」なしの行動だ。報酬しかない。

彼らが興奮するものの中身は、気がつかないうちに彼らの脳を変えるような主題や脚本をウェブサイトが導入するにつれて変わってきた。可塑性は競争的だから、新しくワクワクするイメージが占める脳地図は、それまで彼らを惹きつけてきたものを犠牲にする形で増加した――これが、彼らがガールフレンドをいままでほど魅力的だと感じなくなった理由だと私は考える。

ポルノに関わるようになった患者のうち、ほとんどはいったん問題を理解して、それが可塑的にそれを強化していることを理解したら、禁欲生活に入れた。やがて彼らは間もなく伴侶を魅力的と考えるようになってきた。

フォーラムの男性たちは、こうした文書やその根底にある研究を、心安まる有益なものだと考えた。やっと彼らは、ポルノが自分たちの脳の原始的な欲求メカニズムを乗っ取ったことを理解したのだった。こうした古代脳構造は人々を、新しい伴侶への魅了といった進化的に有利な行動へと促し、これで近親相姦が避けられる。

しかし、人の行動選択は、逆に同じ脳構造内の神経化学バランスに影響する。このために慢性的な過剰消費は予想外の影響をもたらす。それは人々を、お気に入りのネタで過剰に興奮するようにさせてしまい、そのため目先の欲求の重みが、長期的な欲望との比較であるべき水準より大きくなってしまうのだ。それはまた、日常生活の楽しみ――そしてそれに対する応答力――を引き下げてしまう。もっと極端な刺激を求めるようにしてしまうのだ。あるいは極度に激しい禁断症状を引き起こし、最も意志の強い人ですら、求める刺激に飛びつかざるを得なくなってしまう。また気分、知覚、優先順位にも影響する――どれも意識することなく生じる変化なのだ。

最高の科学に基づく「脳という機械の仕組み」の説明を手がかりとして、元ポルノ利用者たちは、自分の脳が可塑的であり、ポルノが引き起こした変化を逆転させられる可能性が高いことに気がついた。インターネットポルノが有害かどうかについて、専門家のコンセンサスを待つ必要はなく、自分でそれを排除してみて、自分の結果を追跡すればよいのだと気がついたのだ。

こうしたパイオニアたちは自分の行動を自分で制御し、自分の求める結果に向けて自分で舵を切れた。一貫性から得られる利得を見て取り、障害にパニックすることもなかったし、そうした障害もいまや、もっと大きな自己理解を持って受け入れられるようになった。

その過程で、彼らはインターネットポルノ関連問題からの回復について、真にすばらしい洞察を学び、それを共有した——まったく新しい発見であり、それに追随しようとする人々にとって、バランスへの回帰がそれほどつらくないようにしてくれるものだ。これはありがたいことだった。というのも、脳がはるかに柔らかい人生の早い時期からインターネットポルノを使いはじめた若者の洪水が生まれ、ポルノ関連問題からの解放を求める人々が激増しはじめたからだ。

悲しいかな、その多くは極度の性的機能不全（遅漏、不感症、勃起障害、本物のパートナーに魅力を感じられない）のために助けを求めていた。恐ろしいことに、2007年という早い段階で、有名な性科学研究者ジャンセンとバンクロフトは、ストリーミング式ポルノを見ると勃起障害が起きるらしく、「エロチカへの高い曝露は『普通のセックス』への反応性を引き下げ、新奇性とバリエーションへのニーズの高まりを引き起こす」▼009という証拠にぶちあたった。残念ながら彼らは警鐘を鳴らさないことにして、それ以上は調査しなかった。

警鐘がなかったので、ポルノ起因の若者EDの多さは医療関係者を不意打ちした。2014年に医師たちはやっとそれを認知しはじめた。ハーバード大学泌尿器教授で『なぜ男がイッたふりをするのか——男性とセックスのまったく予想外の真実（Why Men Fake It: The Totally Unexpected Truth About Men and Sex）』を執筆したエイブラハム・モーゲンターラー曰く「ポルノ起因のEDに苦しむ若者がずばりどれだけいるのかを正確に知るのは困難である。しかしこれが目新しい現象ながら、決して珍しいものではないのは明らかだ」▼010。別の泌尿器学者で著者のハリー・フィッシュは、ポルノがセックスを殺していると率直に書いている。著書『新たな裸者(The New Naked)』で、彼は決定的な要因を指摘する。インターネットだ。それは「たまのご馳走としてなら結構だが、毎日だと［性的］健康にとって地獄となるものへの、超簡単なアクセスを提供」したのだ。▶011

2014年5月、権威ある医学雑誌『JAMA Psychiatry』は、穏健なポルノ利用者ですら、利用(年数と現在の週当たり利用時間)は灰白質の減少と性的反応の低下と相関していることを示す研究を掲載した。この研究の副題は「ポルノ漬けの脳」だった。▶012 研究者たちは、重度のポルノ利用者たちの脳はポルノ利用によって縮んだのではなく、すでに縮んでいた可能性はあるが、最も考えられる説明は、彼らの好むポルノ利用の程度であるという。筆頭著者サイモン・キューンによれば、

> これはポルノの定期的な消費が大なり小なり報酬系をすり減らすということになりかねない。

そして2014年7月、ケンブリッジ大学の精神療法家が率いる神経科学専門家チームは、ポルノ中毒者の被験者の半分以上がこう報告したと発表した。

> 性的に露骨な材料の過剰な利用の結果として、彼らは……リビドー逓減や勃起機能の逓減を、女性との肉体関係においてだけで経験した(しかし、性的に露骨な材料との関連ではそれを経験していない)▶013

その後、何十もの研究やレビュー研究で、インターネットポルノ利用者には相関性のある脳変化が生じているという証拠が得られた。だが私がここで述べている先駆者たちは、定式化された裏付けを持っていなかった。彼らは、自己報告をやりとりするだけで、これらを突き止めたのだった。

以下に私が書くのは、ポルノが一部の利用者に与える影響、それが神経科学と進化生物学の知見にどう関連するか、ポルノに関連する問題に、個人として、社会としてどのように対処するのが最善かについてわかっていることのまとめだ。インターネットポルノ関連の問題を経験しているなら、これから数時間集中して読んでほしい。自分の状況を理解し、それに対処する方向へ後押しできる可能性はとても高いのだから。

さて、自分の低調な性的パフォーマンスが、ポルノ利用によるものか、むしろ実地体験に対する不安(有機的な性器問題を抱えていない男性に対する標準的な診断)からくるものか、どうすれば見分けられるだろうか?

1. まず、よい泌尿器科に行って、医学的な異常がないことを確認しよう。
2. 次に、一度お気に入りのポルノで自慰してみよう(あるいはポルノ断ちを誓っている最中なら、それがどうだったかを想像してみよう)。
3. そして今度は、ポルノなしで、ポルノについて空想せずに自慰してみよう。

勃起と、射精までの時間（達することができたなら）を比較しよう。健康な若者なら、ポルノやポルノ空想がなくても、完全に勃起して自慰で射精するのに何の苦労もないはずだ。

⦿上の2番で強い勃起を得たが、3番で勃起障害なら、おそらくポルノ起因EDだ。

⦿もし3番が強力でしっかりしているのに、現実のパートナー相手で問題があるなら、たぶん不安に起因するEDだ。

⦿もし2番と3番の両方で問題があるなら、進行性のポルノ起因EDがあるか、医師の助けを必要とする性器の問題かもしれない。

本書の冒頭で、インターネットポルノ中毒が、高速ポルノへのアクセスを持つ大量の人々が、どんな問題が引き起こされたかについて語りはじめたことで表面化してきた、という話をした。その現象がどのように展開し、人々が一般に報告する症状がどんなものだったかについての、直接的な記述も含めるようにしよう。

次章は、現代神経科学に触れ、それが脳の繊細な欲求メカニズムをどう解明しているか述べる。行動中毒、性的条件づけに関する最近の研究をまとめ、なぜ思春期の脳が、今日のポルノのように脳を訓練する超刺激に対してきわめて弱いのかをまとめる。

第3章は、ポルノ関連問題から逃れるのに使った各種の常識的なアプローチを振り返り、いくつか避けるべき落とし穴についても述べる。決まったやり方を提示はしない。人ごとに状況は少しずつちがい、魔法の銃弾などない。たとえば、独身者にとってうまくいく戦術は、パートナーのいる人物の場合には改訂が必要かもしれない。そしてポルノ起因のEDを持つ若者は、高齢者より時間がかかる。しばしば、いくつかちがったアプローチを、同時または順番に試すと役立ったりもする。

結論では、ポルノの危険についてのコンセンサスが当分先になる理由を考え、どんな方向性の研究が最も有望かについて述べる。最後に、社会がポルノ利用者にもっときちんとした選択をさせる支援をどう提供すべきかについて検討する。

始める前に一つだけ。ポルノが万人にとって問題になる、と言いたいのではない。何か道徳的なパニックを起こそうとしたり、人間の性において何が「自然」で何がそうでないか、といったことも言うつもりはない。自分は問題ないと思うなら、それについてとやかく言う気はない。露骨な性的コンテンツやその大半を生み出す産業についてどう思うかは、人それぞれに決めればいいことだ。

だがポルノが自分や知り合いをダメにしていると思うなら、読み進んでほしい。インターネットポルノが予想外の影響をどのように作り出すか、そしてそれにどう対処できるかを、私も精一杯説明してみよう。

目次

第2章 暴走する欲求

第3章 ポルノを絶って人生をとり戻す

さいごに

第1章

ポルノのドカ見が不安、集中力不足、うつを引き起こす

啓蒙してくれるのは答ではなく、質問なのだ――ユージン・イヨネスコ

ほとんどの利用者はインターネットポルノを解決策だと考えている――退屈や性的フラストレーション、孤独やストレスの解消法というわけだ。だが10年ほど前、一部のポルノ利用者は、各種の問題を自分のポルノ利用と結びつけるようになった。２０１２年に、Reddit/NoFapと呼ばれるオンラインフォーラムの男性が、自分が何を相手にしているのか初めてつきとめた男性たちの歴史を回想した(Fapという単語は、「ポルノで自慰をする」ことをあらわす俗語だ)。

２００８／２００９年頃、インターネット上で、勃起障害を起こして焦っている連中がたくさん出てきた。でもそういう連中は、程度にもよるけれど極端なポルノと古き良きオナニーがあれば、しっ

かり勃起するという。異様だったのは、ときにはそうしたフォーラム投稿に何千人ものレスがついて、自分もまったく同じ症状だと述べるということだ。

さて、こうした症状を考え、みんな自分がますます過激なポルノジャンルにエスカレートしてオナニーをしたせいで、本物の女性に対して己を鈍感にしてしまったんじゃないかと考える人たちがいた。ポルノとオナニーがよすぎて、女の膣じゃそれに匹敵する刺激が得られないというわけだ。そこで当分の間ポルノとオナニー断ちをすれば、この鈍感さが逆転するのではと願った／推測した。

当時はまだYBOP［www.yourbrainonporn.com］、NoFapといったこの手の問題をめぐる各種フォーラムもなかったので、その人たちはそういう問題を抱えているのが自分だけだと思った。本物の女性には立たないのに、グロいポルノだと興奮するなんていう変態野郎は自分一人だと思った。そういう連中の多くは童貞だった。また長年にわたり本物の女性相手で失敗続きで、おかげでひどい自信喪失に陥った人もいた。女性とまともな満足できる関係なんか絶対持てないんだと思い、自分が自然の欠陥品だと思って、社会から閉じこもって隠者になった。……ポルノをやめることで、そういう連中のポルノ起因のEDが逆転してきて、さらに通常の性欲以外に、もっとポジティブな変化も報告されてきた。うつやコミュ障も消え、自信が高まり、充実感や達成感も高まったという。

オレもそういうヤツの一人だ。オレは思春期半ば以来、女性と何度か失敗した。これはオレの精神にとって、唯一最大の壮絶な被害をもたらした。現代社会では、コマーシャルだろうと映画だろうとテレビだろうと会話だろうと、性的なほのめかしがないものはほぼないも同然だ。オレは絶えず自分が変なのだと思い知らされるはめになった。オレは男として最も基本的なレベルで失敗していたし、そんなヤツは自分しかいないと思った。

ポルノをやめる1年前、オレは精神科医や心理学者にすら通ってみたけれど、極度の社会不安障害とうつ病という診断で、抗うつ薬を処方しようとする。オレは絶対に承知しなかった。

一日中途絶えることなく心に浮かぶ、自分の人生の中心的な問題が逆転可能だと知って、心から重石が取りのぞかれたようだった。初の連続オナ禁(80日ほど)を続ける中で、他のみんなが報告するのと似たスーパーパワーが感じられた。でもそれも当然じゃないか? オレの自信を破壊して、70億人いる地球上で孤独に感じさせていたものが逆転したんだし、しかもそれが結構ありがちなことなのもわかったんだから。

今日は、オナ禁109日目だ。楽しく、自信が出て、社交的で賢く、どんな挑戦にも応えられそうで等々。


ポルノ関連の問題をオンラインフォーラムで報告する最初期の人々は、通常はコンピュータプログラマやIT専門家だった。彼らは一般人より先に高速ネットポルノを手に入れた——そして異様な性的嗜好、遅漏、セックス中の勃起障害(ED)を発達させた。やがて一部はポルノを使っているときにすらEDを体験した。そのほとんどは20代後半かそれ以上だった。

そうしたフォーラムメンバーの一人が述べたように、インターネットポルノは他とはちがっていて、奇妙なまでに抵抗しがたいものだった。

> 雑誌だと、ポルノを見るのは週に数回で、そんなに「特別」じゃなかったから基本的に自制できた。でもインターネットポルノの怪しい世界に入ったら、脳はとにかくもっともっと欲しいものを見つけてしまったんだ。6ヶ月もたたないうちに自制が効かなくなった。長年の雑誌＝全然平気。数ヶ月のオンラインポルノ＝中毒だ。

多少の歴史を振り返ると、なぜ今日のポルノが脳に予想外の影響を与えるかについてヒントが得られる。視覚的なポルノは、まず雑誌で主流になったが、利用者は性的なエロチカで満足するしかなかった。それぞれの作品の目新しさと興奮能力はすぐに低下してしまうので、人はセクシーなご近所さんを妄想対象にしたり、もっとネタを手に入れるべく、かなりの、そしていささか恥ずかしい努力をしなければならない。成人映画は多少あったし、中には商業的に大成功したものもあった。ハードコアマニアは、アダルト書店にいけば性的に露骨な映画を見つけられた。だがそれが手に入る公的または準公的な場所はかなり限られていたし、ほとんどの人は映画館だの覗き部屋だのに入り浸る気はなかった。

そこへレンタルビデオや深夜ケーブルテレビがやってきた。こうしたメディアは性的なポルノより刺激が強く、映画館に成人映画を見に行くよりも恥ずかしくなかった。でも、同じ映画を何度も繰り返し見るわけにもいかないから、またビデオ屋に行くしかない(そして休憩する)。視聴者は、エロ場面に達するまでにお

▼014▼015

話が展開して盛り上がるのを待たねばならない。ほとんどの未成年のアクセスは相変わらず限られていた。次にポルノ視聴者はダイヤルアップに向かった。プライベートで安上がりだが、ほとんどはスチル写真だ……最初は。アクセスは簡単になったが、低速だった。ワンクリックでネタを消費するわけにはいかなかった。

ビデオをダウンロードして、開いて、ウイルスに感染する危険を冒さねばならなかった。ときには思っていたのとちがうネタだったりしたから、ダウンロードして「楽しむ」前にかなり確認作業が必要だった。あるいはお気に入りのコンテンツを持つ特定サイトにでかけて、新作を1、2本見て、それでおしまいにする。

そのすべてが変わった。2006年に高速インターネットがまったく新しい代物を提供した。果てしないハードコアビデオのストリーミング供給の、いちばんホットな山場だけを集めた短いポルノのギャラリーだ。ユーチューブのビデオのようにストリームするから「チューブサイト」と呼ばれている。ポルノの世界は一変した。利用者はその変化をこう述べる。

画像は何年も見てきた(10年をかなり超える)。そしてときにはビデオクリップも見た。でもチューブサイトが私の日々の糧となった。その直後にED問題が生じた。たぶんチューブサイトは、果てしないビデオが即座にアクセスできるので、私の脳を過負荷に追いやったんだと思う。

チューブサイトでは、0から時速140キロに一瞬で行ける。興奮はゆっくりリラックスした、チラ見せを通じた期待の盛り上がりではない。まっすぐフル勃起の射精行動だ。チューブクリップはとても短いので、目新しいクリップを求めてやたらにクリックするようになる。理由はいろいろだ。1本だけでは興奮が高まるには短すぎる。見るまではクリップの中身はわからない。果てしない好奇心。その他いろいろ。

「10本のビデオを全部まとめて、ストリーミングしながら見たい」ってのはよくわかる。他人がそう言うのを聞いて驚いたよ。感覚の過負荷、ためこみ、お気に入りジャンクフードのドカ食いみたいなものだ。

チューブサイトの特に大手は、インターネットポルノのクラックでコカインだ。山ほどあるし、毎日新しいコンテンツが出てくる。毎時間、毎10分ごとに、絶えず新しい刺激が見つかるんだ。

いまや高速アクセスだし、スマホですらアクセスできるから、絶えずもっともっとポルノを高解像度で見るしかなくなった。ときには完璧な射精ネタを求めて一日中探し回る。決して満足することはない。「もっとくれ」と脳がいつも言い続ける……ひどいウソだ。

EDだとわかる前に、チューブサイトのまとめビデオにまで手を出した。これは何十ものハードコアビデオのいちばんの山場数秒ずつをまとめたものだ。

✣

高速ポルノがすべてを変えた。一日何度もオナニーした。オナニー気分でないけれど、ストレス解消や眠りにつくために、ポルノが興奮を助けてくれる。妻とのセックス前にポルノを見るようになったよ、妻ではもうとにかくダメになっちゃってね。遅漏がひどい問題だった。オーラルセックスではイケなくなったし、マンコでもときにはなかなかイケなくなった。

脳の奥深い原始的な部分では、チューブサイトのサーフィンは性的な目新しさのせいできわめて価値の高いものと見なされる。追加の興奮は、ポルノを何度も繰り返し探し回らせる脳回路を強化する。それに比べたら自分の性的妄想なんか色あせてしまう。興味深いことに、研究によれば利用者たちの問題と最も密接に相関しているのは、開いている画面の数(種類)と興奮の度合い(つまり中毒の指標)であり、オンラインポルノを見て過ごす時間ではない。[016]

今日のオンラインポルノ・ビュッフェの別のリスクは、過剰消費だ。マサチューセッツ大学医学部教授シェリー・パゴット博士は次のように書く。

欲求についての研究は、多様性は過剰消費と強く関連していることを示している。テーブルの主菜がミートローフだけの場合に比べ、ビュッフェでは食べすぎがちだ。どちらのシナリオでも、腹を空かせて店を出ることはないが、片方では後悔する。言い換えると、「もし過剰消費とそれに伴う問題を回避したいなら」人生のビュッフェは避けるべきだ。▶017

またビデオは、ただの写真とは別の形で想像力を置き換える。想像力だけに任せれば、我々人間は自分を性的ファンタジーの主役にするのが通例で、ビデオを見るときのような、単なる覗き屋的な受動的役割には甘んじなかった。だがかなり若い頃にしょっちゅうポルノ利用を始めた人々は、体験が変わりはじめている。

本物の女性とセックスしようとしたときの感じは「異様」としか言い様がなかった。それは不自然で異質に思えた。画面の前にすわってシコるのになれすぎて、精神は本当の現実のセックスより、そっちのほうが普通のセックスなのだと考えるようになったみたいだった。

本当のセックスでは、視聴者は覗き屋の立場ではないし、まして彼らの多くが長年にわたり本当のパートナーとつながるまでに見てきたような、特定の身体部分や、きわめて特定のフェティッシュだけを覗くような立場にはなれない。

2010年末、妻に促されて私はこの新しい現象をめぐるオンラインリソースを立ち上げた。その頃には、性的関係についての彼女のフォーラムは、ポルノ関連問題についてヒントを求める男だらけになっていた。本物のパートナーに惹かれない、遅漏やセックス中にまったく射精できない、ポルノフェティッシュをだんだん過激にする中で生じたような新しい性的嗜好、それまで起きなかった早漏さえあった。妻はこうした人々に専用のウェブサイトを与えて、お互いの自己報告を読み、インターネット中毒や性的条件づけ、神経可塑性の新研究を把握できるようにすべきだと感じた。そこから生まれたのが、「ポルノ漬けの脳」(YBOP)サイトだった。

この新リソースにリンクしているのがだれか知りたくて、私は訪問者の追跡を開始した。そして驚愕した。新サイトへのリンクはウェブの至るところのスレッドに登場し、しかもしばしば英語以外の言語によるものだった。世界中の男性が答を求めていた。現在、YBOPは一日にユニーク訪問者最大2万人を得ている。ポルノをやめる人々のフォーラムが次々に生まれている。英語だと最大で最古のものはReddit/NoFap(2011)で、現在では25万人以上のメンバーがいる。Reddit/PornFreeはメンバー3万人以上だ。NoFap.comに集まっているネットポルノ拒否者たちは10万人以上はいて、RebootNation.orgは1万1000人、YourBrainRebalancedは2万人近い。同じ現象が国際的にも起きている。たとえば中国では、こうしたフォーラム3つをあわせると、インターネットポルノの影響から回復しようと苦闘しているメンバーが35

0万人▶018いる。

男性たちは集まればポルノの影響について論じている。スレッド——ときには何千件もの投稿がある——はボディビルダー、ナンパ師、大学同窓会、医学的な助言を求める人々、車マニア、スポーツファン、娯楽ドラッグ利用者、ギタリストのウェブサイトにさえ登場した！

ほとんどの男性は、自分の症状の背後にあるのがポルノだとは信じられない。それを悟るのは、やめて数ヶ月後になってからだ。

長年ポルノを見てきて、私は勃起に苦労するようになった。数年にわたり悪化する一方だった。ますます多くの種類のポルノ刺激が必要になった。本当に心配したが、その心配はさらにもっと極端なポルノへとおしやるばかりだった。いまや、ポルノや自慰、妄想、射精なしで過ごすほど、勃起しないほうがむずかしくなるｗｗｗ。数ヶ月前のようなＥＤ問題や弱い射精はない。治ったんだ。

やめて改善が見られても、まだ懐疑的な人は多い。インターネットポルノに戻り——そしてかつての問題が次第に（あるいは即座に）戻る羽目になる。そして匿名オンラインフォーラムは賑わっていたのに、当初はだれも公然とその話をしたがらなかった。

若者は医者に行ってＥＤの話なんかしない。ポルノ起因のＥＤとポルノ中毒は個人的な秘密だ。み

んな不安で、恥ずかしく、混乱していて、怒っているので、こうした問題への認知を生み出そうとはしない。個人的には存在を知られたくないので、影に隠れる。したがって我々は集合的には存在すると思われていない。

一部の人は、ポルノ断ちで心折れる予想外の禁断症状が生じた。

ぼくが直面しているのは次の通り。苛立ち、疲労、不眠(睡眠薬すらあまり役に立たない)、震え／動揺、注意散漫、過呼吸、憂鬱。

私は人生で何度か中毒と闘った。タバコ、アルコール、その他の物質だ。そのすべてを克服したが、これは中でも最もむずかしかった。衝動、変な考え、不眠、絶望、憂鬱、無価値な気分、その他多くのマイナスの出来事が、このポルノの場合にはやたらに出てきた。本当にろくでもないひどい代物で、もう人生でこれに二度と対処しなくてよくなったよ——二度とね。

✣

こうした症状が、ポルノ断ちと回復と関連していることに気がつかず、ポルノに戻るとそれが軽減されることには気がつくなら、ポルノを使い続けるような強い動機ができる。禁断症状については回復の章でまた触れる。

もっとも恐ろしいのは、勃起障害を持つ人々がポルノをやめると、しばしば一時的ながら絶対的な性欲喪失と、異様に生気のない性器を報告しているということだ。EDでない男性ですらしばしば、ポルノ断ち後しばらくすると一時的な性欲喪失や、軽い性的障害を経験している。

> まったく性欲がない。自発的な勃起もない。美しい女性を見ても、頭の中では「うわあ、美人だな、お知り合いになりたい！」といった通常の考えが浮かぶのに、性的な考えや意図がまったく起きない。本当に奇妙で私にとってはかなりおっかない経験だ。まるで去勢されたみたいだ。

この「無反応」についてあらかじめ告げられていないと、永続的なインポになるのではと恐くなり、彼らはすぐにサイバー空間に駆け戻り、自分の男性性を救済しようとする。部分的なふにゃチンでも、もっと極端なポルノにエスカレートするのは、完全な無反応に比べればわずかな代償に思える。ポルノ利用はそれを治療するものに思えるわけだ。

だが多くの人は、自分がポルノに戻っても性欲喪失を克服できないのを発見して恐怖に陥る。自然に性欲が戻るのを待つしかない――これはときには何ヶ月もかかる。

興味深いことに、腎虚を起こすまで性交するオスのラットもまた、性欲回復までちょっとした無反応期を示すという証拠がある。▶019 ポルノ起因の無反応も生物学的に関係しているのだろうか？　研究者たちがラットを研究するのは、その原始的な脳構造が驚くほどヒトと似ているからだ。発達分子生物学者ジョン・J・メディナ博士が述べるように、動物研究は「人間研究のための、導きの『懐中電灯』として機能し、生物学的プロセスを照らしてくれる」▼020。言い換えると、研究者たちがラットの研究をしているのは、彼らの中毒や勃起や気分障害を治すためではないのだ。ありがたいことに、いったん一時的な無感覚の可能性があることを教わると、ほとんどの男性はその期間をかなりしっかりと乗り切ったのだった。

ぼくの無感覚について。人々が、自分のチンコが死んだみたいな感じだというとき、それは誇張じゃない。文字通り生気を失ったように感じられる。それをつけて歩くだけで重荷に思える。

チューブサイトがますます人気を持ち広くアクセスされるようになると、もっと若い20代前半や10代末の男性たちが大量に、高齢訪問者とまったく同じ性的機能不全を抱えてYBOPサイトにやってきた。ポルノ起因の性的機能不全だと考えるものについて男性がグチるウェブサイトの多数派を占めるのは、すぐにこうした若者になった。

▼別のポルノ実験

2011年に、20代前半の男性たちは、ポルノ関連の問題を逆転させようと願って、インターネットポルノを絶つ実験だけを扱うオンラインフォーラムを開設しはじめた。しばしば彼らは、一時的に自慰を控えるのも役立つことを発見した。実際、多くの参加者はポルノなしでは、少なくともプロセスの初期には自慰できなかった。彼らの目標は、インターネットエロチカを通じた慢性的な過剰刺激から脳を休ませることだった。彼らはこのアプローチを「再起動」と呼んだ。

英語で最も有名なフォーラムはReddit/NoFapだ。他に人気ある英語フォーラムは、RebootNation、Reddit/PornFree、YourBrainRebalanced、NoFap.comだ。[021] どれも女性歓迎だし、女性の数は増えている。中にはReddit/NoFapWomenを立ち上げた人もいる。私はこうしたフォーラムの開設時からずっとモニタしている。というのもそれらのメンバーはしばしばYBOPにリンクするからだ。

この草の根運動は、主流メディアのレーダーにはほとんど捕捉されなかったが、『タイム』誌が2016年に巻頭記事として「ポルノと男らしさへの脅威」を載せてそれが変わった。いまや世界中で何千人もの人々が、人工的なオンライン性的刺激(インターネットポルノ、ウェブカメラでの出会い、エロチック文献、エスコートサービスの広告サーフィン等)を断つという画期的な実験を実行した。多くはその結果を数ヶ月にわたり公表した。

この莫大な実験は、対照群や二重盲検手順なしに行われた(そんな試行は不可能だ。というのもそれをやろうとしたら研究者は参加者の一部に、ポルノを見てオナニーするのをやめるよう頼まねばならず、それを研究者だろうと被験者だろうと気がつかれないような形で行うことはできないからだ)。これはポルノ利用という変数を取りのぞき、その後の結果と過去の状態を比較する、私の知る限り唯一の大規模実験だ。

当然ながら被験者は無作為に選ばれてはいない。彼らはポルノ断ちの実験をしてみたい人々だ。また、その大半はデジタル土着民であり、全人口の各種分類すべてにまたがる標本ではない。さらにこうしたポルノ問題フォーラムの参加者は2011年の初のもの以来激増したが、どの年齢層についてもポルノ関連問題を抱える人々の正確な割合を明らかにはしてくれない。

懐疑論者はしばしば、ポルノ断ちで実験する人々は宗教的な理由があるにちがいないと主張する。だが上のすべてのフォーラムは非宗教的なものだ。こうした新フォーラムの最大のもので、おそらく平均年齢のいちばん低いものが、数年前に自主アンケートを行なった。宗教的な理由で参加した人は7%しかいなかった。▶022

こうしたオンラインフォーラムやスレッドが生み出す情報は逸話的なものではあるが、さらに調べることなしにそれを一蹴するのはまちがっている。一つには、ポルノを断って成果を挙げている人々は驚くほど多様だ。背景も、文化も、信仰の度合いもちがう。向精神薬を飲んでいる人もいる。伴侶を持つ人もいる。喫煙者も、ドラッグ使用者もいる。ボディビルダーもいる。年齢は実に多岐にわたる。等々。

▼研究におけるポルノ利用排除

この大規模な非公式実験に価値があるのは、その被験者たちがすべてインターネットポルノという変数を除去するからだ。公式な研究や症例報告でこれを行なったものはごくわずかしかなく、どれも大きなちがいを報告している。▶023

ほとんどの公式ポルノ研究は相関研究だ。ポルノ利用にどんな影響が伴うかについておもしろいことを教えてくれるかもしれないが、どの関連要因が別のものを引き起こすかは実証できない（あるいはどの影響が双方向的、つまり同じ要因、たとえば憂鬱が、ある被験者の行動から生じて、それを他の行動に広めるかどうかも実証できない)。インターネットポルノの影響の場合、この因果性を確立するのが決定的に重要だ。

なぜこれが重要なのか？　それはポルノの結果としてそうした症状を生じている人々は、ポルノをあきらめるしか治る道がないからだ。心理学者や精神療法家は通常、ある症状にはもっと奥深い病理があるはずだと考えるよう訓練を受けており、したがって問題のある物質や行動の過剰利用は、そうした障害の結果なのであると考えがちだ。医療提供者たちは、インターネット使いすぎがそうした症状を悪化させるなどと考えないし、ネットポルノが根底にある障害(たとえば対人不安、憂鬱、無気力、激しい集中力欠如や能力不安)に似ているだけの逆転性の症状を起こさせる可能性さえ考えない。彼らは、その患者が根底に精神障害を抱えているというまちがった診断を下し、それに対して薬を処方しかねない。そんな薬はせいぜいが一時的に症状を隠すだけだ。薬物投与はしばしば副作用があるので、症状を解決するのに単にポルノ利用をやめればいいだけの人物については、ポルノ利用を原因として指摘できれば、多くの悲惨が回避できる。

またこれが重要なのは、因果関係が正しく理解されないと、両親や政策担当者たちも、インターネットポルノにだれが何歳になったらアクセスできるか、というしっかりした判断を下せないからだ。これがむずかしいのは、学術研究は痛々しいまでに遅く狭いからだ(そしてまちがった方向に向かったときに自分で矯正するのはなおさら遅い)。これに対して、今日のポルノ現象は目にもとまらない勢いで発達しており、広範な作用をもたらしているらしい。過去10年で、ポルノ配信技術はあまりに急速に変わり、しかも利用者へのリスクを高めるようになっている(たとえばポルノのストリーミング、若者のためのスマートフォンアクセス、そしていまやVRポルノだ)。だから研究が発表された頃には、その結果は急速に陳腐化してしまう。うまく設計された研究ですら古びるのは早い。それなのに学者は、その後の研究でも古びてしまった想定に頼らざるを得ない。政策担当者たちも同じことをする。研究が現実に後れを取る以上、それはまずい決断を後押ししかねない。

こうした理由すべてから、因果性がどちらの方向に向かっているかを識別する研究が大いに求められている。研究者がポルノの利用者に与える真の影響を明らかにできるもっとも現実的な方法は、被験者が長期にわたりポルノを断つような研究を設計し、何か変化があったかを計測することだ。若者がポルノ断ちの便益すべてを完全に体験するには何ヶ月も、数年もかかる場合もあるとはいえ、ほとんどはずっと早く便益を得ている。そうでない人々は、本当に根底に障害を抱えているのかもしれない。

▼ポルノ利用を除去する研究の結果は?

ポルノの影響を見極めるために、ポルノ除去研究は重要なので、ポルノの影響を評価するためにポルノ利用を排除しようと呼びかけた学術論文が6つしかないのは残念なことだ。

2015年に、研究者たちはポルノ利用者を30日にわたる排除期間の前後で評価して、ポルノ利用と満足を先送りにする能力の逓減を相関させた。次に彼らは参加者を二群にわけた。半分はお気に入りの食べ物を断つように言われた。半分はポルノを断つように言われた。ポルノ断ちの人々は、満足を先送りにする能力でよい点数を挙げた。研究者たち曰く「この結果は、インターネットポルノグラフィが性的報酬であり、他の自然報酬に比べて割引をちがう形で遅らせるのに貢献していることを示唆している。したがってポルノグラフィは報酬、衝動性、中毒研究における独得の刺激として扱い、これを個人および人間関係治療において適切に適用することが重要である」[024]

2012年の研究は、参加者がポルノ利用を3週間控えると、交際におけるコミットメントの水準が高くなったことを報告しているという結果を出した。[025] この二つの研究は、中毒していない人々を対象にしたものだ。そうした人々が単に控えようと思って、しかもたった3週間そうしただけの人々にすら、大きな変化が生じたことを実証している。

イスラエルの症例研究では、パートナーとのセックスへの異常な欲望低下、フェティッシュ、射精障害に苦しむ男が治療を求めてきた。性的介入は、ポルノと自慰を6週間控えるよう求めた。8ヶ月後、この男性は性欲向上、成功したセックスと射精、「よい性的な行い」の享受を報告した。[026]

アメリカ海軍医師たち共著による、ポルノ起因の性的問題に関連する論文の2016年レビューは、ポルノ起因の性障害を引き起こした男性の症例3つを含んでいる。[027] この男性3人のうち2人は、ポルノ利用をやめることで性障害が治療された。3人目はポルノ利用をやめられなかった。

2016年にフランスの精神療法家が、習慣的なポルノ利用に関連した勃起障害および射精障害を生じた男性35人の臨床体験を報告している。[028] その療法アプローチは、男性たちがポルノ利用に関連した自慰習慣を「学習解除」するというものだった。性障害は患者35人のうち19人で回復し、この男性たちは満足な性活動を享受できるようになった。患者3人は進歩を続けており、13人はあきらめた。また若い男性「複合被験者」

が、ポルノをやめると射精遅延から回復したのを記録したイギリス論文もある。▼029

最後に、2016年にヨーロッパの研究者が、NoFapのネットポルノ拒否者たちによる一時的なポルノと自慰断ちの影響について、先駆的な調査を行い、その結果速報を行なっている。▼030 その結果によると、ポルノ断ちは以下の結果をもたらす。

1. 報酬先送り能力の向上
2. リスクを取る意欲が高まる
3. 愛他的になる
4. 外向的で、良心的になり、神経症が減る

オンラインフォーラムでの何千もの回復自己報告とあわせて考えると、こうした研究はポルノ利用者への現実生活での影響を実証するため、インターネットポルノ利用という変数を分離するような研究設計が重要であることを実証している。

▼研究のむずかしさとその結果

研究者たちはポルノ問題について、一部の人口群が高リスクだということを社会に報《しら》せてこなかった。その事項群とは、思春期の若者、男性のデジタル原住民、独身ポルノ利用者などだ。▼031 あまりにしばしば科学者

たちは、中毒や性的障害統計を国の全人口について報告してきた。あるいは、特定年齢層を研究する場合でも比率に女性を含める。たとえば、珍しい2017年の中毒研究は、大学人口で対象者の10・3%がサイバーセックスの臨床範囲にいると報告している。だが、男性の5人に1人(19%)が中毒していて、女性の中毒は20人に1人に満たないことを知るには細かい注意書きまで読まねばならない。▶032 あらゆる利用者への影響を調べるのは確かに適切なことではあるが、それをひとくくりで報告してしまうと、最もリスクの高い男性デジタル原住民たちのポルノ関連問題のひどさが見えなくなってしまう。

男性ポルノ利用者を調べる研究者たちは、ポルノ中毒率が28%あたりだとしている。▶033▶034 だがこうした研究や前に紹介した研究は、主流マスコミにはほぼ知られていない。結果として、思春期以来ポルノを大量に利用してきた人々は、ポルノ利用と社会不安、憂鬱、勃起の弱さとに関係があるということに、ポルノ利用をやめた後になるまで思い至らない。どんなに惨めに感じていても、ポルノはよい気分になる方法と信じられている——問題の原因ではなく解決策とされているのだ。実際、説得力のある証拠もないのに、ひんぱんにオナニーすると(最近ではポルノの助けを借りたものだ)まちがいなく前立腺ガンが予防できるという民間伝承さえある。▶035

これはつまり、その症状が出たのはポルノ利用のせいかと被験者に尋ねても無意味だということだ。たとえば、パートナーのいるセックスを試したことがない限り、初期のポルノ起因性障害を持つ人々ですら自分の症状に気がつかない。ほとんどの童貞はポルノを使って射精にいたるまでオナニーを行い、当然ながら自分が実戦でも絶倫だろうと考えている。

ポルノ利用者には、ポルノがこうした症状を引き起こすなどと考える理由がない。むしろ社会は彼らの問題をキレイな箱におさめてしまい、インターネット過剰利用を考慮しない。今日のポルノ利用者は一般に、社会不安、自尊心の低さ、集中力欠如、やる気欠如、うつなどの症状と診断され、そのための治療を処方される。そして、ポルノなしで勃起や射精ができないと、問題はまちがいなく自分の能力に対する不安だと言われることさえある。

自分の性的嗜好が不思議と変わってしまったり、やがては違法ポルノや心乱れるフェティッシュポルノでしか射精できなくなって、自分は本当に隠れ変態にちがいないと思ったり、その性障害のため絶対にセックスなんかできず、異性と親密にもなれないと思って、パニックを起こして一人で苦しむ人もいる。あまり煽りたくはないが、回復の記録を読むと、初期に自殺を考えた人があまりに多い。恐ろしいことだが、オックスフォード大学での研究は、インターネットに対する穏健または重度の中毒が、自傷のリスク増大と相関していることを発見している。▶036 男性3人のコメントを引こう。

こうした問題のため生涯を通じてずっと自殺を真剣に考えてきたが、何とかやってきて、やがてポルノが問題だと発見した。115日後、ぼくはやっとその鎖から逃れられた。まだつらいけれど、もしポルノを使わなければ、翌日にはぼくの美女ガールフレンドとセックスできるのがわかった。

✣

ポルノ断ちで本当に変わるよ！ ポルノが全然やめられなくて、去勢と自殺まで考えたほどだった。その頃知らなかったことで、有益だったことが一つある。「トランスセクシュアル」ポルノを見る人たちは、刺戟的だからそれを見る。製作者たちですら、そういうフェティッシュはストレートな観客向けに作っていると言っている。自分がバイ／ゲイかもという考えは、むしろ見かけの／心理的な幻影でしかなかったんだ。

✣

子供の頃はとてもスポーツ好きで社交的だった。いつも楽しくて友だちも山ほどいた。それが11歳の頃に、KaZaAをダウンロードして、その後想像し得る限りありとあらゆるポルノ（SM、動物、四肢切除者等）に進んだことで、すべてが変わった。激しいうつと不安を覚えるようになった。その後15年間の人生は惨めもいいところだった。とんでもなく反社会的になった。だれともしゃべらず、昼ご飯も一人きりだった。みんなを憎悪した。やってきたスポーツすべてで一流だったのに、全部やめた。成績も、ギリギリ可まで急落した。いまは考えたくもないけれど、自分なりに「コロンバイン高校型」のこの世との別れすら計画しようかとさえ思いはじめた。

ポルノ利用をやめた後で報告される便益は、しばしば驚異的なものだ。かれらの経験は間接的に、一部の脳が今日の超刺戟的な高速ポルノに深遠な影響を受けていると示唆している。これから見るように、正式な研究ではまだ因果関係の向きについて議論はあるものの、彼らの報告が裏付けられはじめている。ポルノ利用、あるいは問題のあるポルノ利用と、うつや不安、ストレス、社会不安、集中力問題、現実の人々の魅力喪失、性障害、セックスや人間関係への不満、性的嗜好の変化、ますます極端なネタの消費といった、フォーラムでしょっちゅう出くわす多くの現象との相関が確認されつつある。

こうした世界中のフォーラムで、ポルノ断ちが大きな影響を持つという当事者の証言の重みを考えると、実際に起きていることの仕組みに光をあてる研究に力点が置かれるべきだ。研究が進めば、ポルノに影響されたものと、他の障害、たとえば小児期のトラウマや刷り込み問題から生じたものとを切り分けるのにも役立つ。言うまでもなく、あらゆる人の問題がインターネットポルノのせいではない。また同じく言うまでもなく、トランスジェンダーやSMなどに惹かれることが、しっかりした幸福な性的アイデンティティにつながることもある。問題はポルノが脳に与える影響であり、欲望の面における人間の様々な多様性の特定側面ではない。

▼ありがちな症状

インターネットポルノ断ちの初期の試行はほとんどが、衰える性機能を逆転させようとする必死の試みではあったが、今日では多くの人々が、実に様々な便益を得ようとしてこれを試している。この節では、ポルノをやめた後の改善についての自己報告を、分類して大量に用意した。だが多くの利用者は、多様で広範な改善を経験している。たとえば、ある元ポルノ利用者はこう述べる。

⦿コミュ障の大幅な改善——自信、目をあわせる、あがらずに会話できる、滑らかさ等々
⦿全般に活力向上
⦿頭がはっきりして鋭くなり、集中力も改善
⦿もっと生き生きとした表情
⦿うつが軽減
⦿女性とつきあいたいという欲求
⦿自然な勃起が戻った！

別の男はポルノ利用中の自分自身についてこう語る。


⦿友人たちと疎遠に。人づきあいをやめて部屋にこもり自慰していた。

⦿家族は無条件に愛してくれたが、私といっしょにいるのはいやがった。

⦿仕事や大学での講義に集中できなかった。

⦿ガールフレンドなし。

⦿人づきあい全般にすさまじい不安。

⦿必死で運動しても何も得られなかった。

⦿みんなに、うわの空だと言われた。自分が映ったビデオを見たら、自分でも目がうつろなのがわ

かった。目の焦点があわない。呆然自失状態。

⦿活力皆無。どんなに寝てもダメ。まったく気力なし、いつも疲れている。目の下にくま、色白、ニキビ、脱水。

⦿ひどい憂鬱。

⦿ポルノ起因のＥＤ。

⦿ストレス、不安、混乱、混迷。

⦿人生を生きてもいない、死んでもいない。ゾンビ状態。


人々は当然、こんなにまとまりのない症状がすべてインターネットポルノ利用と結びついているのかと不思議に思う。そして、その改善の背後にどんな生理的変化があるのかとも思うだろう。また、利用者によって結果がちがったり、結果が出なかったりするのかとも不思議に思う。インターネットポルノの影響の根底にある原因をめぐる研究は始まったばかりだが、次章では脳の可塑性とインターネット利用についての既存関連科学に基づき、仮説を述べよう。

その前に、彼らが実際に何を体験しているかについて、人々の証言をもっと見よう。

▼人生を阻害、抑えられなくなる

利用を抑えられなくなり、人生が阻害されるというのは中毒の文句なしの徴《しるし》だ。後で見るような脳変化により、優先順位が変わってしまったのだ。要するに、人生の自然の報酬、たとえば友情、運動、達成はもはやポルノにかなわなくなる。脳はいまやIT——ここではインターネットポルノ——が重要な目標だと見るようになり、それを生存と等価と考えるようになる。

ほとんどの日にはシコりすぎて、一日の終わりにはもう煙も出てこなくなる。最初のセックスでのEDでオレはポルノの悪循環に陥った。文字通り朝起きたらそのまま転がってオナニー、一日中オナニー、そして夜にもオナニーで寝る。一日六回かそれ以上、冗談ぬきで。もちろん人生は完全にめちゃくちゃで、ポルノのあらゆる悪影響が十倍で効いてきた。ポルノとオナニーが人生に影響しているのはわかっていたのに、何とかそれを認めないようにしていた。オナニーは身体にいいって言うだろ？　ポルノに中毒なんかしないよな？

最悪の状態は、薬学の学位を取り損ねたのとガールフレンドにふられたのが同じ日に起きたときだった。どっちもポルノと先送りのせいだ。

昔はトランスジェンダーポルノを使って、異性ポルノの仕上げをやった。気がつかないうちに、ぼくはたくさんのタブーポルノや極端ポルノを大量に見ていた。数年前なら見ようとすら思わなかったようなものだ。自分がこんなところまで落ち込んだとは信じられなかった。でも自分を止められなかった。

✣

[女性] 一晩で信じられないくらい何度もイクんです。女性の生物学的な構造ではそれが可能だから。多くの女性(全員じゃありません)はポルノはあまり見ないで、エロチカに時間を使います。イクのにいろいろ空想をめぐらせるんです。男性のほうはずっと視覚的ですよね。インターネットで、どこでもエロチカが見つかりますし、自分の求める種類のエロチカ専門のフォーラムがまるごとあります。最悪のときには、7、8種類のサイトを開いて、それを3、4時間にわたって見続け、イクための完璧なセックス物語を探すんです。

✣

こんなにポルノを見るのは自分の性欲が高まったせいだと思っていた。いまやそれがまちがっていたのがわかる。中毒だったんだ。ほとんど外出もしなかったし、当然ながら女性との接触はまったくなかった。

✣

やめるまで、一日中一年中もうクソみたいな気分だった。活力ゼロでやる気もゼロ。毎日一日中無気力だった。まともに食事もしない。運動もしない。勉強もしない。自分の衛生面も気にしない。気にできなかった。オレのいた状態だと、3分以上立っているのもつらいし、まして生産的なことなんか何もできない。いまや一ヶ月断ってきて、ずっと気分がよくなった。

社会生活から身体の健康まですべてがこの中毒に被害を受けた。最悪なのは、自分がそれを頭の中で「ぼくにとっては健康的だ」「少なくともドラッグじゃないし」と正当化し続けたということだ。

ポルノ中毒の最悪の時期には、何も楽しみがなかった。仕事に行くのもいや、友人や家族とのつきあいも、特にポルノ儀式と比べたらどうでもいいように思えた。そっちのほうが他のどんなものよりも快楽と刺激をくれたんだ。中毒が消えて、ちょっとしたことで本当に嬉しくなる。もっと笑うようになったし、特に理由もなくにっこりして、とにかく全面的に気分がいいんだ。

自分が悲観主義者なんだと思っていたけど、ただのポルノ中毒だった。

▼セックス中に射精できない

長年のポルノ利用は各種の性的症状を引き起こす。それを検討すると、大きな幅を持って分布しているのがわかる。しばしばポルノ利用者は、遅漏(DE)や射精不能が、全面的な勃起障害に先立って生じると述べる。遅漏や勃起障害には、以下のような症状が先立つか並行して起こることが多い。

⦿かつて見ていたジャンルのポルノではもう興奮しない

⦿これまでの自分では考えられないフェティッシュが生じる
⦿ポルノ利用が本当のパートナーより興奮する
⦿ペニスが鈍感になる
⦿性的パートナーでの性的興奮が減る
⦿挿入またはその直後に硬度が失われる
⦿挿入するセックスに刺激を感じなくなる
⦿勃起維持やパートナーへの興味維持のためにポルノを想像しなければならない

セックス臨床患者についての2015年調査によると、週に7時間以上、ポルノでオナニーをする男性の71％は、性的機能の問題を報告しており、33％は遅漏を報告している。[▶035] 前出の、被験者がポルノ利用を排除した調査5本のうち3本では、射精不能が治った。当然ながら、他に7本の論文がポルノ利用と性欲低下や射精困難とのつながりを報告している。[▶037]

フォーラムから数例を挙げよう。

いま本当に嬉しいんだ！　ぼくは25歳の男性で、昨晩まで女性のいるところで射精したことが一度もなかった。セックスはしたけれど、どんな刺激を使っても射精に近いところまできたことさえなかった。ぼくもみんなと同じく、15歳頃からインターネットポルノを使ってきた。自分に何をしているのか当時わかってさえいれば！

[29歳] 17年にわたるオナニーと、12年にわたる極端／フェティッシュポルノへのエスカレーション。本当のセックスに興味を失いはじめた。ポルノによる興奮の高まりと射精が、セックスからのものより強くなった。ポルノは無限のバラエティを提供する。そのときに見たいものを選べる。セックスでの遅漏はあまりにひどくなって、ときにはまったく射精できなくなった。おかげでセックスしたいという最後の欲望も消えた。

昔からずっと遅漏で、この障害に馴染みある人(医者も含む)はだれも見つけられず、改善方法もわからなかった。バイアグラとシアリスを使うと、射精するのに十分な時間は勃起していられる——それは強烈な刺激を一時間以上も続けた結果だ。オレは相当量のポルノを見るのも必要だと思った。いい報せだ。ポルノから遠ざかることで、いまやＥＤ薬なしに、人生で最も満足いくセックスを経験している。しかも私はここのみんなのほとんどより20年は先を行っているんだ。私の勃起はもっとひんぱんで、硬く、長続きするし、愛を交わすのはリラックスして、二人ともが求めるだけ続く。

[ポルノなしで4ヶ月] 昨日はぼくの誕生日で、ガールフレンドとぼくはセックスした。二人とも

数ヶ月にわたり性的に活発だったけれど、昨日まではセックスの最中に絶頂を迎えたことはなかった。最高の気分だった。ぼくもガールフレンドも、肩から巨大な重荷が下りた感じだった。彼女もこの問題についてかなり気にしていたんだ。

✣

前のガールフレンドとは、かなりひどい遅漏問題を抱えていた。射精までにセックス2〜3時間かかるという話だ(だから普通は、途中でやめて家に帰ってからポルノで抜いた)。

✣

再起動から10週間目でまだ成功が続いている……妻との対戦が改善する一方。かなり早めに射精できた(遅漏克服)だけじゃない。終わるのに、前ほど激しく動かなくても大丈夫になった。ずっとゆっくり、これまでやったことのないようなやり方で進めて、すばらしかった。こんなにすぐ射精したくなかったから、終わり近くでやめようとしたくらい！　長年悪性遅漏を抱えていた人間にしては悪くない。

▼性的遭遇での勃起不安定

すでに述べたように、ほとんどのフォーラムではポルノ排除の最大の動機はEDだ。高名な泌尿器学者ハリー・フィッシャー医師も、臨床でポルノ関連の性障害に直面している。『新たな裸者』で、彼はこう書く。

> どんな性障害だろうと、正直に話しはじめたとたんにどれだけその人がポルノを見ているかわかる。……自慰の多い男性はまもなくパートナーといっしょのときに勃起問題を起こす。そこにポルノを加えれば、その男性はセックスができなくなる。……ある種類の感覚を加えられて急速な射精にいたるのに慣れているペニスは、別の形で興奮しても同じようには機能しない。

1948年から2002年にかけて、40歳以下の男性のED率は歴史的に2～3%で、40歳を過ぎるまで急増はしない。[038][039] だが2010年以来、3つの研究で若い男性のED率が14～33%だという結果が出ている。過去15年で1000%の増加だ。[040]

性障害の空前の増加を示す証拠が、いくつかのヨーロッパ諸国で大量の男性を対象に行われる性機能調査(性的態度および行動のグローバル調査)から得られる。[041] 2001～2002年に、この調査は29ヶ国の性的に活発な男性1万3618人を対象に実施された。10年後の2011年に、この調査はクロアチア、ノルウェー、ポルトガルの性的に活発な男性2737人を対象に実施された。[042] 2001～2002年調査は40～80歳が対象だった。2011年調査は40歳以下が対象だった。歴史的な研究に基づけば、高齢男性のほうが若者よりはるかに高いED率を持つはずだ(上を参照)。だがわずか10年で、事態は急変した。2001～2002年調査で40～80歳ヨーロッパ男性のED率は13%ほどだったのに、2011年のヨーロッパ若者男性のED率は14～28%だったのだ。

つまり各種の評価装置を使った過去10年からの複数の研究は、パートナーのいるセックスでの困難が、若者の最大3人に1人に影響しているということを明らかにしているわけだ。

この問題に苦しむのは思春期の男性が圧倒的に多い。2016年のカナダの性科学者による研究によると、性機能の問題は奇妙なことに、成人男性よりも思春期男性のほうが多い(そして増え続けている)。2年越しで見ると、男性(16~21歳)の78・6%がパートナーのいる性的活動での困難を訴えた。勃起障害(45%)、性欲減退(46%)、射精困難(24%)が最も多かった。▼043

ちなみに、女性でも性的問題は多かった。たとえば女性の半分近く(47・9%)はパートナーのいるセックスで痛みを訴えている。2014年にイギリスのチームは、若者が異性相手にアナルセックスを行なっている例が多いのを不思議に思い、16~18歳の被験者を対象に定量調査を行なった。結果は? 「異性アナルセックスはしばしば痛みを伴い、リスクが高く、無理強いされたものとなる。特に女性の場合にはそれが顕著である」▼044

ティーン男性で勃起不十分のペニスや低い性欲が多発しているのは、きわめて意外だからだれでも注目するはずだ。こうした状況が若い雄牛や牡馬でいかに前代未聞か想像してほしい。思春期調査のデータを集めた性科学者たちは、なぜこんなに高率が見られたか「はっきりしない」と述べ、考えられる影響としてインターネットポルノの過剰利用に言及すらしていない。

だが私見ながら、若者EDと低性欲の激増を説明できる要素として、過去20年で変わった変数は他に存在しない。たとえば、不健康な生活、たとえば肥満につながる偏食、薬物濫用、喫煙(歴史的に有機的EDと相関してきた要因)は過去20年にわたり、それほどの増加を見せていないどころか、減っているものさえある。

アメリカの20〜40歳男性の肥満率は、1999年から2008年にかけて4%しか増えていないし、▶045 12歳以上のアメリカ市民の違法ドラッグ利用は過去15年でおおむね横ばいであり、▶046 アメリカ成人の喫煙率は1993年に25%だったのが2011年には19%と下がっている。▶047

人によっては不安や憂鬱がこの急増の原因だと示唆するが、これらはEDのはっきりした原因ではない。たとえばある研究は、不安が性的関心を被験者の21%において高め、28%については引き下げたとしている。▶048 うつとEDの関係で言えば、研究によるとEDがうつを引き起こすのであって、その逆ではない。▶049 不安でうつの若者が2017年に増えていたとしても、2001年に比べてわずかな増加であり、性欲減退や射精困難、EDといった若者の性的な困難が何倍にも増した説明になるだろうか? カナダの性科学者たちは、少なくとも23の研究がポルノ利用やポルノ中毒を性的問題や、普通のポルノに対する脳活性化の低下と結びつけていることをまったく知らなかったのかもしれない。▶050

オンラインの証言で自分の体験を語る人々の間に、まったくちがう2種類の回復パターンが見られている。少数の男性は比較的短期間、2〜3週間で元に戻る。この人々の困難は穏健な条件づけ、過剰なオナニー(インターネットポルノが引き起こしたもの)、あるいは鈍化(次章で論じる中毒関連の変化)のちょっとした症例だったのかもしれない。

大半の男性は、完全に回復するまでには2〜6ヶ月(あるいはそれ以上)必要とする。ほとんどの「長期再起動者」は各種の禁断症状、特にだれもが恐れる無反応期を体験する。通常、これはインターネットポルノに早くから触れていた若い男性だ。この残念な傾向は、きわめて可塑的な思春期の脳が▶051インターネットポルノと衝突した、自然な傾向なのではないかと私は考える。

童貞を失ったときには、そんなに気持ちよくなかった。むしろ退屈だった。10分ほどしたら勃起が萎えた。彼女はもっとセックスしたがったけれど、ぼくはもうおしまいだった。次に女性とセックスしようとしたときは最悪だった。最初は勃起したのに、挿入前に萎えてしまった。コンドーム使用なんて問題外——十分に硬くならなかった。

✣

私の最悪の瞬間は、ガールフレンド相手に立たなかったときだ(いまや元ガールフレンドになった)。それも一回どころか、3年の交際で何度もそれが生じた。またヴァギナの性交で射精したことがない。私は医者にかかった。ペニス体操の本も買った。また主観ポルノ(私が中毒していた極端なポルノではないもの)で自慰して、習慣を変えようとした。彼女はその間ずっと、全面的に支援してくれた(彼女は全身全霊で本当に私を愛してくれた)。素敵な下着まで買って、「寝室のアバズレ」になりきる努力までしてくれた。だがそれですら私は興奮しなかった。はまっていたポルノは、そんなものよりずっと過激(強姦、無理矢理)だったからだ。

✣

ポルノで勃起するのに苦労したことはないけれど、本当のセックスになったらシアリスを飲むようになった。やがてその量が増えて、そのときですら部分的にしか効かないこともあった。どういう

――こった？　それでもポルノなら勃起する。

これに対して、ほとんどの高齢者は単独セックスのキャリアをカタログや雑誌、ビデオ、ぼやけたテレビポルノ、あるいは(今日の若者には)信じられないことだが、自分の想像力で開始している。また一般には、高速ポルノの呪縛に陥るまでは、本物のパートナーとの多少のセックスか、少なくとも求愛の経験はある。「本物のセックス」経路は、一時的に刺激過剰のインターネットポルノに圧倒されるかもしれないが、ポルノという気を逸らすものがなくなれば、そうした経路は相変わらず機能する。

[既婚、52歳]　ポルノ経験はもう何十年にも及ぶ。もう4週間にわたりポルノも自慰もなしだが、変化は劇的としか言い様がない。今朝は、これまでで最も強烈な朝立ちで目覚めた。妻もそれを見て、親切にもすばらしいフェラチオをしてくれた。それが朝7時前だ！　それ以前は、こんな状態で目覚めたのは10代以来一度でもあっただろうか。そしてその気分はとても強烈だった。ポルノでの射精のどんな記憶よりもいい。

✣

[既婚、50歳]　自分がEDだとは思っていなかった。妻とは何とかセックスできた。いやはや、おおまちがいだった！　回復以来、勃起が前よりずっとでかく、十全で、長く、亀頭も張り出している。妻は毎回それについて言及する。また射精後も硬さが続き、ずーっと長いこと維持できそうだ。朝立

ちもまたでかく十全になった。本当にEDだったのに、中毒に没頭して気がつかなかったんだ。ちなみに私は50歳だ。

4ヶ月にわたるポルノ断ちの報酬は、妻とのセックスライフを改善したし、結婚して15年たって、これはかなりの報酬だ。「普通の」セックス万歳！　前より感じ方もよくなってきたようだ。

✣

次の人物は中間で、インターネットポルノから入ったが、高速ネットではなかった。

ぼくは13歳からたくさんオナニーを始め、14歳からポルノを使いはじめた。次第に興奮するのにもっといろいろ必要になった。でっかい妄想やハードなポルノだ。そして、触らないと立たなくなった。セックスの間、勃起したりそれを持続させたりするのに苦労するようになったし、特に挿入中はそうだった。過去7年にわたり、交際を維持できたことはなく、その主な理由はぼくにとってはこれだった。さてよい報せだ。原因に気がついて、すぐにポルノをやめた。この6週間、ぼくはできる限り自慰を抑えた(最高記録は9日！)。すべてが報われた。ちょうど週末に女の子と旅行して、史上最高だった。まだ長年にわたる悪い体験でかなり不安にはなる。でもすべてうまくいけるし、すべてそれだけの価値はある！

女性はどうだろう？　ポルノ利用は一部の女性の性的反応にも影響するらしい。

私たち女性にとって、穏健なポルノ関連「ＥＤ」はなかなか見つけにくいのですが、それは男性たちが述べるのと同じように感じられます。欲望はあるのに興奮しないのです。脈動、欲求、圧倒、クリトリスや下腹部の喜ばしい感覚はなく、何かクライマックスへ精神的に押しやるだけ。そして私もＰＥ［早漏］になるんですが、もっと正確にはＰＯ［早すぎるオルガズム］というべきでしょう。興奮が低い段階でオルガズムに達し、そのオルガズムの質はかなり凡庸でいきなりやってきて、性器だけに局所化された、不安じみた緊張感だけしかありません。

▼馴染みのない早漏

ＥＤや遅漏よりは少ないが、重度のポルノ利用者は確かに、この早漏からもポルノ利用を控えることで回復を報告することもある。ポルノ利用からの早漏というのは直感に反するように思える。二つの説明が考えられる。ひょっとすると、男性は神経系をすぐに（あるいはまだ勃起半ばで）射精するよう訓練したのかもしれない。この男性はそう述べている。

オナニーは、若い頃から始めると早漏を引き起こしやすい。見つかるのが恐いから、すぐにクライマックス／オルガズムに到達したいと思うわけだ。そこで、勃起したらすぐに射精してその間の感覚を楽しんだりするなと心に教え込むのだ。

また人によっては、ポルノが射精と強い関連性を持っているため、ポルノが強いトリガーになっているのかもしれない。この自動的な高い興奮反応は、ベルの音でツバを出すパブロフの犬に似ている。

いまや、再起動以前は何年も続いていた極端な早漏を体験していない。本当に奇跡だ。というのもずっと、それが遺伝的な欠陥だと思っていたからだ。それがポルノ起因とは考えてもいなかった。再起動前には、勃起したペニスはとても敏感(超敏感)で、射精は恥ずかしいほど簡単(高速)だった。ペニスはコチコチになり、12時の位置に直立し、皮はドラムのように張り詰める。ペニスは発射台にすわる、燃料を詰めたロケットだった。秒読みが10秒から始まり、9、8、7、6、5、4、3、2……1、射精。「早くてご免」がぼくの標語になった。でも再起動から52日目の今日、ペニスはもはやロケット発射台にはいない。傾きは10時。勃起は柔らかいけれど前より大きい。勘違いしてほしくないけど、それでもかなり硬くて膣への挿入はできる。ただもっとしなやかで、硬直しておらず、そんなに敏感でなくて、すぐには爆発しない。妻との関係で最も重要なのは、もっと長続きするようになったことだ。再起動は、ポルノ起因の早漏に実によく効いている!

❖

ポルノを見ると過剰に刺激されて、射精は一こすりでやってくる。自分より高齢の男性にいろいろ話を聞いて、どうやって長持ちさせるか聞いた。みんな、自然に長持ちするし、ポルノを見たり自慰したりしないと言う。うちのいとこは、20〜30分は保つと言うけれど、ポルノを見たりオナニーしたりしないほうが長持ちするという。

✣

いまや元カノになってしまったガールフレンドと2年交際して別れた。性的な問題はまったくなかった（勃起障害も早漏も）。ポルノ中毒ではなかった。たまにポルノでオナニーはしたが。別れてから、ポルノをしょっちゅう使うようになり、本番ありのマッサージ屋に行くようになった。6ヶ月後に同じ子とヨリを戻し、他の活動の頻度を少し抑えた。ガールフレンドとのセックスは最悪だった（少なくとも彼女にとっては）。勃起は問題なかった（数回以外は）。でも1分も保たなかった。その関係は1年続いたけれど、その間に一度たりとも、挿入で彼女をイカせられなかった。6ヶ月前には何度もイカせていた子だったのに。

また人によっては早漏は、弱い勃起なのに無理矢理射精しようとした歴史と関連している。

登校前の朝に無理矢理射精しようとして、その後も何度か射精しようとした。別に催していたり勃起していたりしたわけじゃなく、何か自分を射精させようという衝動に動かされていただけだ。我が機械的なポルノ習慣は、射精行為からあらゆる感覚をはぎとり、単なる短い噴出と、射精時の筋肉記憶的なひきつりだけになった。ポルノ起因の早漏の人は、それが主役になって以来の新しい行動、感覚、気分を考えてほしい。以前の射精は本当にすごかった(膝が本当にガクガクした)けれど、いまや機械的なひきつりしかなく、その行為に対する本当の感謝とも言うべきものはない(これは女性相手の場合ですらそうだ)。まったく気分がちがってつまらないものになっている。

▼怖じ気づくようなポルノフェティッシュ趣味

昔の男性は、性的趣味や嗜好について知るべきことすべてを、まちがいなく自分のペニスに教えてもらえた。これはポルノビデオが簡単に手に入るまでのことだった。

脳は可塑的だ。本当のところ、人々は常に自分の脳を訓練している——意識的にそれに自分が参加していなくても構わない。無数の報告から、ポルノ利用者が様々なジャンルを渡り歩き、個人的には違和感を感じて混乱させられるような場所に到達してしまうのがよくあることだというのは明らかだ。この現象の背後には何がありそうだろうか?

一つの可能性は、退屈や習慣化が発達中の思春期の脳に出会ってしまうことだ。ティーンはスリルを求めるしすぐに飽きる。目新しいものが大好きだ。奇妙なものほどいい。多くの若者は、片手でしごきつつ、残りの手でクリックしてビデオを切り替えるという。レズビアンポルノは退屈になるから、近親相姦ものに移る。目新しさと不安がやってくる——そしてどちらも性的興奮を高める。あっという間に彼は射精し、新しい関連がその性的回路に刷り込まれはじめる。

これまで成長期の若者が、オナニー中にジャンルをあれこれ切り替えることなど不可能だった。この何の気なしの習慣は、今日のポルノの主要な危険性となりかねない。

> インターネットポルノを見る前は、変なモノには興味がなかった。単に同じ歳くらいの本物の女の子にしか興味はなかった。いまや巨乳、巨乳ライブ、母子相姦、奴隷、異性装束、デブ、ヤセ、ティーンが好きだ。かつてバイセクシュアルビデオ（女性一人、男二人）を数秒見て、あの「禁断」的な気分がしはじめたけれど、無理に見ようとせず、それを見てオナニーもせずにビデオを替えた。だからバイセクシュアルビデオは見ていないし、それを渇望はしていない。それはぼくが敢えて見ようとしなかったからだ。でもはまったポルノは全部敢えて見たやつだ。ババ専ビデオを敢えて見たら、今頃お気に入りになってたかも。

もっと極端なポルノにエスカレートする傾向はティーンに限られない。インターネット以前の調査では、被験者たちは6週間にわたって1時間ずつ、通常の非暴力的なポルノを見せられるか、それとも一般向けビデオを見せられるかした。2週間後に、彼らは一人きりでビデオを見る機会を与えられ、G指定、R指定、X指定のビデオを選ぶことができた。ポルノを見た被験者たちは非暴力ポルノに興味を示さず、緊縛、SM、獣姦を選んだ。この消費選好は男性のほうがずっと明確だったが、ある程度は女性でも見られた。[052]関連研究の初期のレビューで、この調査の著者の一人は、ポルノ消費者たちはあまり一般的でない性的活動、たとえばＳＭや暴力的な性行動を扱った材料を消費する機会が与えられたら、普通のポルノだけにとどまる可能性は低いと述べている。彼はまた、ポルノに何度も曝されると、「勃起は力強さを失い、持続も弱くなった」と指摘する。さらに極端なポルノを見ることは、このせいで魅力的になる。というのもそれなら性的興奮をまだ生み出せたからだ。だが目新しいポルノの導入は、興味を当初のレベルに引き戻すには至らない。快楽反応は横ばいか失望を示唆するものであり、この反応欠如は何週間も続いたが、次第に改善はした。▶053

要するに、25年以上前に、すでにポルノビデオ視聴者は習慣化、性的反応の低下、極端な視覚刺激の必要性と不満足に向かう傾向があったという証拠は存在した。だがこの証拠は性的健康専門家たちにはほぼ無視された。今日の研究者がやっと、この現象について高速ポルノ利用と無限の目新しさとの関連で考えようとしたとき、実はポルノ利用男性被験者の半数は、「それまで興味が持てなかったり嫌悪を催したりする」オンライン材料にエスカレートする傾向を報告したのだった。研究者たちはまた、勃起機能低下と全体的な性的満足の低減の証拠も発見している。▶054

ポルノの趣味がエスカレートするのに関連した理由は耐性であり、これはもっと持続的な中毒プロセスとして、もっと強い刺激のニーズを後押しするものだ。これについては次章で論じる。

これから見るように、性的な目新しさは、萎えた逸物を屹立させる確実な方法ではある。新人ポルノスターでダメなら、輪姦ものや血みどろものを試してみよう。別に自分でだれかを強姦したり殺戮したりするわけじゃないが、いまや極端な材料が必須で、しかも根本に不安があるから先に進むしかない。「はじめに」

で述べたように、精神療法家ノーマン・ドイジもまた患者にこのプロセスを見出している。

この現象はあまりに通例だし、回復の証拠はあまりにしっかりしているので、各種の自己報告を紹介しよう。

ポルノ利用が大学在学中も進むにつれて、次第にますますハードコアな代物の犠牲になっていった。本当に異様な代物、考えてみればいまではまったく興奮しない代物だ。これが中でも最高の気分だ——自分の妄想が、通常の地に足の着いた人間のものに戻っているとわかることがね。

✣

「好きなんだからしょうがないだろ」と人に言われるのは聞き飽きた。自分で見ているネタの相当部分は自分でも好きじゃないんだ。ただもう普通のものではイケないんだ。自分がションベンかけあってる女の子たちを見てマスかくなんて思ってなかったよ——そしていまではもう、そんなものじゃ興奮しない。セクシュアリティは面倒だし、インターネットポルノが人に与える影響については、やっと調べられはじめたばかりだ。オレたちみんな実験動物だし、何度も読んだ話から見ると、みんな何か変化に気づきはじめているよ。

✣

絶対確実なこととして言えるのは、私が強姦、殺人、隷属について持っていた妄想は、18〜22歳のハードコアポルノ利用以前にはまったくなかったということだ。ポルノを5ヶ月断つと、そうした妄想や衝動は消えた。自然な性的嗜好はまた普通に戻ったし、いまだにそのままだ。ポルノの問題は、実際にヌケるために必要な材料がますますハードに、ますますタブーで、ますます興奮して「イケナイ」ものになる必要があるということだ。

✣

自分に普通のセックスができるなんて思わなかった。いつも自分の脳は、女王さまフェティッシュ［女性が支配して男性を侮辱するポルノ］にしか興奮できないような配線になっているんだと思っていた。ゲイのやつがチンコにしか興奮できず、女とのセックスを享受できないようなものだ。その配線されたフェティッシュは、単にポルノ鑑賞習慣の結果でしかなかったとは見当もつかなかった。自業自得の地獄だったわけだ。ポルノ断ち3ヶ月でやってきた最新の性的遭遇は、ポルノ断ちの有効性についての疑念をすべて消し去ってくれた。

✣

ぼくは23歳の男性で身体状態は良好だ。高速ポルノは15歳のときに開始し、すぐに普通のポルノから、ぶっかけポルノ［多くの男性が女性に繰り返し射精するもの］、トランスジェンダーポルノ、女王さまポルノ、近親相姦その他へとエスカレートした。自分でどれだけ自分を傷つけているか気がついたのは、20歳で童貞喪失したとき、勃起してそれを維持するのに苦労したときだった。それは本当に自信喪失させ、セックスが恐くなった。他の女性相手でも似たような結果だ。絶えずポルノセッションの頻度と長さを増やし、ますますひどいフェティッシュへとエスカレートした。1年後に、魅力的な女の子とセックスしようとした。でも機能しなかった。絶望にきりもみ降下してしまったよ。弱虫催眠ポルノを見はじめて、ときにオナニーも始めた。自分がゲイになったかと思ったけれど、ゲイポルノはまったく興奮しなかった。NoFapを見つけて、ポルノをやめた。何度か再発はあったけれど、90日のポルノ断ちを達成した。あらゆるポルノ、特に極端なポルノへの渇望はすべてなくなった。87日目に、もう何年ぶりかで初めてのデートをした。96日目には、ポルノ断ちして初のフェラチオだった。まったく問題なし。これは驚異的だった。というのも昔はフェラチオで退屈し、萎えてしまうのが普通だったからだ。そして113日目にセックスして、空前の成果を挙げて、ずっとコチコチの勃起を維持し続けられた。人生やり直しの機会を与えられたような気分だった。

✣

ポルノジャンキーならだれでも知っているように、見れば見るほど十分に興奮するためにはもっと必要になり、もっとハードコアの代物が必要になってくる。最悪のときには、獣姦やひんぱんな近親相姦場面とか、各種ハードコアポルノに浸っていた。本物の膣セックスは、一度たりとも興奮したことがなかった。口とかその他の膣以外のセックスのほうがずっと魅力的だった。そのほうが女性を、単に快楽をもたらす物体扱いできる。数ヶ月にわたる「精神デトックス」とも言うべきものと、複数の現実生活でのパートナーを経て、オレはオルタナティブ型セックスへの執着をなくした。いまや本当に膣に魅力を感じる。なんか変な言い草だろ？　いまでもたまに別の種類のセックスを楽しむことはあるけれど、女性の中にいるという親密さには比べものにならないね。いやホント。そのほうがいまやずっとずっとセクシーなんだ。これは明らかに現実生活ではウィン＝ウィンだ。そしてポルノを見たいという衝動は、絶え間ない轟音から、たまの泣き言に変わった。これは誇張なしだ。

男性は昔から、自分を射精まで興奮させるものこそが、自分の性的嗜好の鉄壁の証拠なのだと信じてきた。したがって、変わり続けるポルノフェティッシュへとエスカレートして、最終的に自分の性的嗜好を疑問視するようになるのは、ことさら不穏な体験だ。だが予想外の嗜好へのこうしたエスカレーションは、今日では驚くほど一般的で、特に若い頃から「なんでもあり」のチューブサイトに浸って育ってきた若者では顕著だ。

ティーン後半でインターネットを取り戻すと、フェティッシュごとにコンテンツをまとめたユーチューブ的なポルノサイトをたくさん見つけた。当初、ぼくの嗜好は通常のティーン少年のものだったけれど、長年にわたりその趣味がもっと攻撃的なコンテンツに移った。具体的には女性に対する暴力的なコンテンツ、特にアニメ／変態ビデオで、現実生活で描くのはあまりに忌まわしいシナリオを持つものだ。やがてその手の代物に飽きて、20代になると新しい代物を見つけた。1年もしないうちにいろいろ新しいフェティッシュを身につけ、それぞれが一つ前のものよりも短期間で置き換わった。ポルノ断ちの実験をしているのは、自分の嗜好がいまや自分でも本当に気持ち悪くなってきたからだ。自分のセクシュアリティと矛盾しているんだ。

もっとひどいことに、オンラインのインターネットポルノは利用者が「自分のセクシュアリティ」を見出す力を与えているのだ、という考えが広まっている。一部の大胆な若き探索者たちは、自分が性的にどんな存在かがわかると信じて、見つけられる最もホットなネタを探し回る。ある人物の根本的な性的傾向は、別に勃起だけで判断できるものではないということに気がつかないのだ。

たとえば、中毒プロセス自体がエスカレーションをさらに極端なネタへと向かわせ、かつてはホットだと思ったポルノがまったくつまらなく思えて混乱することがある。また、不安を引き起こすネタが性的興奮を後押しする。[055] ある研究者が説明したように、鼓動が速まり、瞳孔が開き、汗ばむ――アドレナリンに対する身体反応――は性的な魅了とまちがわれかねない。「人は自分の興奮を誤解する。それは想定のまちがいなのだ」[056]

性的な関心は条件づけられる（変えられる）[057]。実は複数の研究で、被験者をエロ画像のヒントに条件づけて、ポルノ利用者の脳反応を対照群と比較するのに成功している。[058] ちなみに性的関心は根本的な性的嗜好とは別物だ。[059]

勃起に導かれてジャンルからジャンルへとさまようちに、一部の若い利用者は、自分の性的アイデンティティに合致しないように感じるコンテンツへと移住してしまう。

――私はゲイだが、ポルノを見ると女性に性的な関心を抱ける。まあ……胸じゃないけど、でも他の女性の身体の部分に興奮するようになる。ポルノは過剰に詰め込まれたエロチックな雰囲気だ。あらゆる抑制が取り払われて、興奮への欲望が支配的になる。

長年たつうちに、はめ撮りポルノじゃもうダメになった。最近では本気でゲイポルノを見たよ。退屈してたからね。何と言うか、まあ28歳のこの身で、基本的にインターネットのあらゆるポルノは見尽くしたから、ゲイポルノだって見ておくかって感じ。その瞬間に種が蒔かれた。「こいつはマジでイカレてる、もうやめないと！」。もちろん、そのときにはやめなかった。

Redditやカミングアウト系フォーラムは、自分の嗜好について完全に混乱し、ポルノ利用の後でチンコをしゃぶりたいとか、異様な代物を見たいとか思ってしまう自分に取り乱している人だらけだ。ゲイ／バイ／ストレートも関係ない。高速世代のポルノ利用者はオンラインにでかけて答を求めている。フランス語フォーラムでも同じだ。何千人もの人が投稿していて、実に多くはなぜ自分がペニスフェティッシュや女王さま中毒を起こしたのかわかっていない。共通の要因はインターネット利用(ポルノ、チャット、出会い系サイト)だ。

2016年の研究は、いまや男性が自分の述べる性的アイデンティティと整合しないポルノを見るのはあたりまえだと報告している。異性愛者とわかっている男性も、男性の同性セックス行為を含むポルノを見たと報告し(20・7%)、ゲイだと述べる男性もポルノで異性愛行動を見ていると述べる(55%)。

悲しいことに、エスカレートするのが通例だということを知らず、ポルノをやめればポルノの嗜好も元に戻るということも知らないと、ポルノ消費者はとても不安になってしまう。利用者が性的嗜好に関する疑念にとりつかれるのはSOCDまたはHOCD、つまり「性的嗜好強迫神経障害」「ホモセクシュアル強迫神経障害」と呼ばれる。

[19歳] ぼくは本気でゲイになりかけてるんだと思った。HOCDが当時は実に強くて、近くの高層ビルから飛び降りようかと思ったんだ。実に落ち込んだ。自分が女の子が好きで男なんか愛せないのはわかってたけれど、なぜEDなんだ? どうして興奮に至るのにトランス/ゲイねたが必要なんだ?

新しいポルノジャンルへのエスカレーションで自分の性的嗜好に不安を抱くのは異性愛者だけではないことを強調しておこう。

私自身もHOCDになったよ、自分が実は異性愛者なんじゃないかと恐れてね。だってやがて、ストレートポルノと「レズビアン」ポルノでしか興奮しなくなったんだから。そう、「恐れ」たんだ。というのも私の社会的アイデンティティはすべてゲイ男性としてのもので、男性と結婚しているんだ。

もし「ストレートに戻る」ようなことになれば――だれも信じてくれないし、最近ではゲイとしてカミングアウトするよりもっとタブーだ――私は社会的なつまはじきにあう。やっと、自分が恐怖そのものをエロ化してしまったことに気がついたんだ。

どんな形でもＯＣＤは深刻な医学的障害になりかねない。ゲイだろうとストレートだろうと未定だろうと、こうした症状があるなら、医療専門家に助けを求めるべきだ。ただしその専門家は、ＯＣＤが自分を安心させるために絶えずチェックしようとする衝動であるということを十分に理解しており、これがセクシュアリティを自己否定しようとしているという結論に飛びつかない人であるべきだ。

ぼくは精神療法家にかかった。その人はぼくがＯＣＤだと確認して、アルプラゾラム（ザナックス）を処方してくれた。いまやＨＯＣＤの症状は本当に穏やかになった。ずっとはっきり考えられる。食欲も戻ったし、人生で最高の睡眠も得られた。いまや自分がゲイでもバイでもないとわかったし、不安がおさまってポルノ断ちもずっとやりやすくなった。だからだれかが「ポルノ中毒ってそんなに深刻なの？」と尋ねたら、禁断症状を切り抜けるのにザナックスが必要だったヤツがいるんだと教えてあげてほしい。

▼本物のパートナーに魅力を感じなくなる

「日本の若者男性はセックスに無関心か拒否感さえ抱いており、既婚カップルもセックスをさらに減らしている」と『ジャパン・タイムズ』が報じている。これは2010年の驚くべきトレンドを報じた世論調査の結果に基づくものだ。16〜19歳男性の36％はセックスに興味がなく、これは2008年の17・5％から倍以上だ。20〜24歳男性も似たような傾向を見せ、11・8％から21・5％に上昇している。45〜49歳男性だと、それが8・7％から22・1％へと激増している。[061]日本だけではない。フランスの2008年調査では、18〜24歳のフランス人男性20％はセックスに興味がないという結果が出た。[062]今日のポルノも要因だろうか？ 2015年のイタリアでの調査は、週に一回以上ポルノを利用する男子高校生の16％が異常に低い性欲を報告しており、ポルノを利用しない高校生で低性欲を報告したのは0％だったという。何か異様なことが起きており、これがアメリカも侵略している。性的に活発であるアメリカ高校生の比率は、1991年には38％だったのが、2015年には30％に下がった。[064]研究者たちは、「ポルノへの容易なアクセスと、コンピュータ画面とのやりとりで費やす時間の増加」が原因として考えられると示唆した。2016年の調査では、ポルノをたくさん見る男性は興奮してそれを維持するのにポルノに頼る傾向が高く、パートナーのいる性的活動の途中でもそれを使う傾向が高い。さらに、ポルノ利用の少ない男性よりもセックスを楽しんでいない。[065]2017年に、研究者は高水準のポルノ利用は、性的興奮で人間よりポルノを好む嗜好と相関していると報告している。[066]

ポルノ回復フォーラムの人々が「自分は非性愛者なのかな」と尋ねるのはよくあることだ。オナニーはするのかと尋ねたら、答は通常「うん、ポルノを見て一日に二、三回」と言う。非性愛者なのか、それとも単にポルノ利用に影響されているだけか？　ポルノの果てしない刺激は、現実世界のパートナーが色あせたずっと後も興奮を提供できるのだ。

ぼくは厳密に言えば非性愛者じゃない。まだ女性が美しいと思う。でも、意識的には魅力的なのがわかっても、性的にも恋愛的にも惹かれなくなってるんだ。ホットな女の子を見たとき、あの痛いような気持ちを感じる？　興奮したいと思うのに、どうしても無理だ。腹立たしくなる。

✣

［年齢18歳］　15歳でポルノに手を出すまでは、とんでもなくヤリたい気分で、二本脚のものならなんでも追いかけた。女の子といちゃついて、とんでもなく勃起した。ポルノで破滅させられてから、女の子にまったく興味を失い、勃起も維持できなくなった。この若い年齢で、こんなの絶対に何か変なのはわかってる。本当ならポルノ以前みたいに女狂いでなきゃいけないはずなのに。17歳で再起動を始めた。昨日、ＥＤ薬なしで見事にセックスに成功、勃起もすごかった。

✣

女性に新たに後光が差して見えるようになった。とにかく美しくて可愛くて楽しい。そして、うん、女性たちを眺めてその美しさとセクシーさにほれぼれするのが大好きだ。だって男だもん。男は

そういうものだ。でも、それよりずっといろいろある。ポルノ利用をやめて、女性と時間との価値が本当にわかってきたのは、もう説明しようがないくらいだ。ずっと全面的な形で女性と時間を過ごすようになってきた。週に五～十二回もポルノでシコるのを長年続けた後で、セックスは恥ずかしいほどダメになった。摩擦が不十分だったし、刺激が「変に」思えた。6ヶ月後、まったくセックス面での問題はない。いまやセックスのほうが自慰の20倍も満足できる。いまやピークの勃起に達するまでに前戯が必要で、パートナーたちもそれが圧倒的に気に入っている。たまにポルノでシコると自分を笑ってしまうし、なんか不満が残ってしまう。

[年齢19歳] 長年、自分がヤリたいからポルノを使うんだと思っていた。もし女の子とセックスできたら、ポルノでオナらなくていいと思った。でも最近、同僚の女性とセックスする機会を二回も見送った！ そしてバカみたいに家に帰って、彼女とセックスする妄想にふけりつつ、ポルノでオナったんだ。これのいちばん最悪な部分っていうのは、それがいかにイカレた話かに気がついたのが、やっと昨日になってからだってことなんだ。だって、セックスほしさのあまりオナってたんなら、彼女と普通にヤッてればよかったわけだろ？ オレは目を背けていたんだ。

[46日目] 過去3日間、外をうろついているときに、本物の女性に対するあの強い性的な魅力を感じてきた。自然に女性の姿を見て、何も考えなくてもそれで興奮する。まったく、それが本来のあり方

だよな！　まったく、ポルノってのは本当にこっちの頭をおかしくしやがる！　ペニスの敏感さもとんでもないほど。正直、いまだかつてこんな気分になったことがないほど。

✣

オレは友人の間で「女性の基準が非現実的に高いヤツ」として知られているけれど、全然相手が見つからなかった。40日後のいま、オレはこれまでにないほど女性に声をかけてる。それも外見のためだけじゃなくて、そのあり方や話し方を見て声をかけるんだ。それまでは、女の子なんて特別なものじゃなかった。「まあいいんじゃないの」くらいのものだった。脳は非現実的なエロ女を求めていたんだ。人生が与えてくれるもので満足せずに(いまにして思えば、これまで会った中で最も素敵な女の子たちだった)、妄想の関係を追いかけて何年も無駄にしてきたことに、いまになってやっと気がついたんだ。

✣

かつてはもちろん美女は目についたけれど、女の子といっしょになりたいという欲望は一度も感じなかった。すべての性欲をポルノに向けた。性的なものと言えばポルノだけだった。この自分、このチンコを持った男性が、本物の女の子と本当にセックスするなんて決して考えられなかった。いまや、セックスこそ最も自然な行為に感じられる。「おおすげえ、オレにもセックスできるんだ。おおすげえ、オレとセックスしたがる女の子がたくさんいるんだ！」いきなり、自虐的な思考が実にバカげて時間の無駄に思えてきた。やっとほとんどの男性が感じるものを感じるようになった。そしてすごい気分だ。

▼恋愛への影響

交際関係もまた、ポルノ利用に影響を受ける。これは筋が通っている。刺激が多すぎると、科学者たちが雌雄連結の形成と呼ぶもの、または恋に落ちるのが阻害される。科学者たちが、雌雄連結を形成する動物をアンフェタミンで興奮させると、自然のままだと一夫一婦制の動物たちが、もはやパートナー一匹では満足しなくなる。[067] 人工的で異常に強烈な刺激が動物の絆形成機構を乗っ取り、普通の(乱交的な)哺乳類と同じにしてしまう——持続的な絆を作る脳の回路が抑えられてしまうのだ。

人間の研究でも、刺激が多すぎると対の絆が弱まってしまうと示唆される。2007年の研究によると、無数のセクシーな女性画像を見ただけで、男性は現実生活でのパートナーの価値を低く見るようになる。[068] 魅力の面で低く評価するだけでなく、温かみや知性の面でも低く見積もってしまう。またポルノを消費した後だと、男女どちらも親密なパートナーに対する満足低下を報告する——相手の愛情、外見、性的好奇心、パフォーマンスなどについてだ。[069] そして男女とも、気持ちの伴わない身体だけのセックスの重要性を高く見積もるようになる。

インターネットポルノ利用(または問題あるポルノ利用)を性的問題とつなげる研究は70本以上あり、ほとんどはかなり最近のものだ。性的刺激への興奮低下、セックスと交際関係における満足度の低下といった問題だ。[070] 実際、男性ではポルノ消費が高いと、一貫してパートナーとの性的親密さの楽しみが下がっている。

［125日目］　長期の交際を続けているが、ポルノをやめて性生活が改善したことは断言できる。EDとか早漏とかのセックス問題は一度もなかったが、いまの性生活に比べると、ポルノでシコっていた頃の性生活は退屈だった。いまや退屈のかけらもなく、二人とも以前より性欲が高い。私がポルノをやめたのが、なぜ彼女の性欲に影響したのか――あるいはそもそも影響しているのか――はあまりはっきりわからないけれど、まちがいなく前よりずっとセックスに興味を持つようになった。

❖

［年齢50歳］　長年、妻にポルノ物語からまっすぐ出てきたような各種の行動を提案してきた。一部は承知してくれたけれど、一度もまるで満足できなかった。この年齢の人に比べると、そこそこの性生活を送ってはきたけれど、いつもポルノの脚本を現実生活や現実の妻と比べて、不満を抱いていたんだ。いまや事態が変わった。昨晩の性交中に、いきなりとても親密さを覚え、恐いくらい親密に感じ、これまで感じたことのない深いつながりを感じた。なんだか衝撃的だった。言い様のない感じですばらしかったけれど、それについていまも圧倒されたままだ。

❖

［年齢19歳］　ポルノは見ていたけれど、本当にセックスしたいとは思わなかった。興味を抱いた男が二人いた。でもポルノ自慰が、そのどちらともいっしょになりたいという渇望を抑えていたんだと思う。ポルノ断ちをしてから、いきなり自分がその二人を本当に好きだという強い認識が芽生え、どち

らかとしっかりした交際をして全面的に幸せになれる自分が思い描けた。いきなりまるで……心が二人に手を伸ばしている感じだ。妄想にふけるかわりに、身体は「これを現実生活で実現させよう」という感じだった。突然、何か異様な魅力みたいなエネルギーの巨大な波に全身が襲われるのを感じたんだ。［彼はやがて、その二人の片方と交際を始めた］

✣

［年齢30歳］　これまでセックスは感情的なものじゃなかった。ある水準では、自分しかいない感じだ。というのも私は各種の理由で（妄想、遅漏問題等々）ずっと自分の頭に引きこもっていたからだ。20代半ばから30代初頭のガールフレンドたちが与えてくれる興奮は、どんなに美人でも高速ポルノの足下にも及ばなかった。当時はそんなことには気がついていなかったけれど、4ヶ月前にこの旅路に乗り出してから、絶え間ない安定したポルノ利用を排除すると、ガールフレンドとのセックスがどれほどいいものになるか、正直言って衝撃を受けているとはっきり言える。

✣

［200日目］　いまやまちがいなく性欲がある。いつになく妻を求めてしまう。セックスレスで長いことたつと、「性的緊張」なるものを感じる。確かに実在する。そして言っておくと――この段階まで来ると、自分が以前にシコれるのはあれやこれやのどんな超具体的なポルノフェティッシュだと思っていたかなんて、まったく気にならなくなる。「女」という単語だけで（人によっては男だったりその他何かだったり）、ムラムラするんだ。

性欲がこれほど高まったことはないし、いいガールフレンドになって、いずれいい母親になれそうな女性にもっと目を向けるようになった。もう単に美人とかいうだけじゃない。

ポルノが問題だと気がつくまで、もっと健全な妄想が必要なんだと思っていた。いまやポルノ断ち8ヶ月後に、かつての妄想が全然魅力的に思えないことに気がついた……まったく。妻と私はどちらも、妄想なんかないほうがずっとずっとセックスを楽しめる。いまや勃起問題なしに、目をあわせて対面して愛を交わせるんだ。

▼社会不安、自尊心

ポルノ利用者がポルノ断ちをすると、他人とつながりたいという欲求が高まるのが通例だ。しばしば自尊心や、他人と目をあわせる能力、ユーモアのセンス、楽観論、潜在的な伴侶に対する魅力度なども高まる。かつては激しい社会不安に苦しんでいた人々ですら、社会的なつながりの新しい方向性を探究するようになる。にっこりして職場の同僚と冗談を交わしたり、オンラインでデートしたり、瞑想グループに入ったり、クラブに参加したり、夜の町にでかけたりといった活動だ。場合によっては何ヶ月もかかるが、中には変化があまりに急激で自分でも驚いてしまう人もいる。

こうした予想外の人間関係を記録しているのはYBOPだけではなかった。有名なTED講演「野郎どもの衰退」で、高名な心理学者フィリップ・ジンバルドーは「興奮中毒」(ポルノ、ビデオゲーム)がデジタル原住民の間の社会不安や不安増大の大きな要因だと指摘している。

ジンバルドーの仮説は、画面を見て過ごす時間が長すぎると、通常の社会能力の発達が阻害される、というものだ。すでに10本の研究がポルノ利用を不安と関連づけ、11本目はそれを引っ込み思案と結びつける。▶071 だがこれは、ポルノ断ち後の自信増大と外向性を説明できないし、一部の男性がなぜ急回復するかもわからない。

『脳は奇跡を起こす』で精神療法家ノーマン・ドイジは、今日のポルノの強い刺激が、社会的な絆を報われるものにする「脳の不動産」を乗っ取って配線を変えてしまうのだ、と示唆している。本物の人間はあまりよい報酬ではなくなる。偽の人のほうがはるかに魅力的になる。ポルノを除去すると、友人や伴侶といった自然報酬の余地が再び空くのかもしれない。これについては次章でもっと検討する。

ポルノ以前は、友人も多かったしガールフレンドも何人かいて、絶好調だった。恐い物なしで、起こり得るすべてのことに自分なりの対処方法がある感じ。そこで新しいコンピュータを手に入れた……1、2年すると、本当にひどいコミュ障になって、そこに大麻やりすぎが加わって人生でおもしろいことが何もなくなった。

✣

――ぼくはありがちな、単なる自称のコミュ障じゃない。精神療法家に通って、穏健から重度の社会不――

安と診断され、薬を処方された。見知らぬ人が近づいてきたときのアドレナリン洪水は知っているし、教室や会議で発言するときの(しないけど)心臓麻痺に近い感じだって知っている。知らない人と接触しなくてすむように長い一人きりの散歩をするのも知っているし、他の人と目をあわせたときの理由なしの恥ずかしさも知っているし、知らない人との間に自分で作る巨大な壁も知っている。冷や汗、身震い、パニック障害、自己嫌悪、自殺衝動、みんな経験した。いまや2年にわたりやめようとしてきて、ポルノ断ちの最長記録になっている。もういま述べたような「拷問」は経験しない。いいや、生まれ変わったわけじゃないし、だれとでも気軽に話ができるわけじゃない。相変わらずの自分ではあるけれど、でも社交恐怖症という足枷からは解放された。過去2年間で、人生最初の25年で行なったよりもずっと多くのコネをつくり、女性に声をかけ、友だちも増やした。自分であることに満足して落ち着けるし、自分と他人との間に作った壁も倒壊した。

人づきあい。50日前には、ひたすら恐くて無理だった。過去1週間かそこらで、ポルノ利用中にはまったく話せなかったような人とも、驚くほど滑らかで穏やかに話ができた。かつては人の目を見て話せなかった。公共の場で知り合いから隠れて、ぎくしゃくした会話を避けようとした。会話にも乗り気になれなかった。女性は、個人的な知り合いですら恐かった。普通の人間みたいに人づきあいができることを、一日中妄想していた……そのすべてが目の前で、実にドラスチックな形で変わりつつある。自信を持って人づきあいできる。ありのままの自分でいられる。他の人の目をじっと見ていられる。本当に会話に参加できて、うわの空で早く立ち去りたいなんて思わなくなった。

初めて会う人たちは、私が自信を持っている様子がいいねと言って、話し方が上手だという。数ヶ月前には予想もしなかった褒め言葉だ。

女性とのやりとりが一変した。まるで自分にもっと力か何かがあるのだという無意識の認知があるみたいだ。説明しづらいんだけど。女性は私の外見や身体を誉めてくれる。他人のボディランゲージを読むのもうまくなった。前ほど人に威圧されない。向こうが怒ってもこちらは平気で、穏やかでいられる。

▼集中できない

再起動する人はしばしば、「集中力改善」「頭のモヤが晴れた」「しっかり考えられる」「記憶力改善」を報告している。当然ながら研究者たちは、ポルノ(またはエロチカ)鑑賞は、集中力の問題[072]、記憶の妨害[073]、実行機能の低下[074]、学校の成績下落[075]と関係していると報告している。いくつかの研究グループは、ポルノ利用と衝動性や、満足を先送りできないことと関連づけている[076]。これは、ポルノを利用しつつ人生の目標を実現しようとするときに、恐ろしい意味合いを持つ。こうした結果は、中毒者でなくても、穏健なポルノ利用が認知機能を司る脳部位の灰白質縮小と相関しているという知見と整合している[077]。

［インターネットポルノを］使っていた頃は、頭にモヤがかかっているというか、絶えず二日酔いみたいな気分で、集中したり、人と話をしたり、日常生活を送るにも支障が出た。ポルノなしで7〜10日過ごすと、この気分が消えた。心がはっきりして、思考もすぐに制御できるようになり、全体としてずっとリラックスできる。

✣

34歳で、数ヶ月前に初めてアデロールの摂取を開始した。ポルノをやめて2ヶ月後、もう薬はいらなくなった。体験した便益の一部。情報を頭に入れて記憶しておくのがずっとうまくなった。過去のできごともずっと思い出せる。苛立たず、集中できる。作業をずっと素早くこなせる。

✣

別の結果＝書くのがずっと改善された。字が上手になったってことじゃない（そっちも改善されたが）。言葉の選択、文の構造などだ。大学院（卒業したばかり）1年目では、作文が一苦労だった。いまやポルノ断ち後にはそれが楽しくなった。本当に簡単で自由だ。使える単語も増えた。たぶん記憶が全般に改善したせいだろう。

✣

記憶——昔から記憶力はよかったが、ポルノをやめてそれがものすごくなった。15人いる部屋に入って、5分以下で全員の電話番号を覚えてはっきり思い出せる。100点満点。コミュ障だのくだらないマイナス思考だの↓ゴミ箱送り。

大学生ならポルノオナニー断ちは脳に奇跡を呼び起こす。前は、授業で集中するのも一苦労で、それでも途中でボーッとしてしまう。いまや3時間の講義でずっと集中しても何も問題ない。

▼うつなどの病状

科学者たちはいまやうつを、活力低下とやる気喪失の状態だとみている。最近の研究では、主役を果たすのが「それを手に入れろ！」神経化学物質ドーパミンだと裏付けられている。[▶078] 実際、ポルノ利用から回復する人々が報告する多くの症状や改善の背後にあるのは、ドーパミンによる信号の阻害と回復かもしれない。これについてはやはり次章で。

うつや、自分が無価値だという気分がはるかに減った。朝もすぐ起きられるし、めんどうな皿洗いも、寝る前に済まそうというやる気が前よりも増えた。

幸せになった。ずっと幸せ。普通はSADに苦しんで、数年前に軽度の臨床うつと診断されたけれど、この秋／冬には気分最高。活力が高まった。

遺伝性のうつ病持ちとしては、これまで飲まされたどんな薬よりポルノ断ちが効果があった。まるでそれにより、ウェルブトリン、ゾロフトなど何度も繰り返しとらされたどんな薬よりも注意力が増し、集中できて、幸福にしてくれたようだ。

✣

生涯にわたる(と思っていた)不安、うつなどの精神問題は、かつては内面で吠えさかるライオンまがいだったのに、どうやら消えて撤退したらしい。過去2年、レクサプロを飲んでいたけれど、それも完全にやめられた。この90日間で、これまでで最も給料が高くてやりたい仕事を手に入れたし、友人や家族ともずっとうまくつきあえて、しかもこれまで考えなかったほど活力と精力が有り余っている。この新たな自制心のおかげで、貯金もずっと増えた。自尊心の高まりが直感的にわかるらしくて、他人からももっと敬意を感じる。

✣

ポルノ断ちは人生の問題すべてを解決はしてくれないけれど、その基盤にはなる。畑を耕してくれて、そこに新しい未来の種を蒔けるんだ。その未来は、ぼくたちの実に多くが知っているような、ポルノ関連の絶望のドツボにはまって一見逃れられなくなることから生じる、秘密と恥に囚われてはいないんだ。希望と強さの人生——精液まみれのティッシュ、嫉妬、意地悪、恨み、満たされぬ夢だらけの人生じゃない。

いまや一ダース近くもの研究が、ポルノ利用や問題あるポルノ利用をうつと関連づけている。[076] そうした研究などでは、ポルノ利用と関係しているのは精神疾患、偏執狂的思考、ストレス、[080] 心身症、[081] ナルシシズム[082]などだ。

この莫大な非公式実験の結果から見て明らかに、ポルノ、特にオンラインポルノが無害だという広く普及した見方は早急に改められるべきだと思える。過剰なポルノ利用からの回復を述べている何千もの人々が間違っているとは断言しがたい。それどころか、これまで発表された研究は圧倒的に彼らの体験を裏付けている。

次に見るように、彼らが述べている症状は十分に本物のようだ。オンラインポルノがそれを引き起こしており、行動変化が大きな便益をもたらせるのも事実らしい。いずれにしても、上で述べたような症状で苦しむポルノ利用者は、数ヶ月ほどインターネットポルノを断って、症状が解決するか様子を見ても、失うものは何もない。

第2章 暴走する欲求

選択というのはちょっとした病気の一種だ——ドン・デリーロ「走る犬(Running Dog)」

クーリッジ効果というのをご存じだろうか？　性的な目新しさが行動をどれほど無慈悲に操るか示す赤裸々な事例だ。この効果は、ヒツジからラットまで各種の哺乳類に見られるもので、仕組みは次の通り。発情したメスラットの檻に、オスのラットを投げ込もう。すると狂ったように性交を始める。だが次第にオスはそのメスに飽きてくる。メスのほうがもっと求めても、オスはもうたくさんだとなる。

だが元のメスを新しいメスと取り替えると、オスはすぐに回復し、頑張って射精しようと苦闘する。このプロセスは、オスが完全に空っぽになるまで何度でも繰り返せる。なんといっても、再生産が遺伝子の最大の優先事項だ。アンテキヌスに聞いてみるといい。これはオーストラリアのネズミのような生き物で、あまりに激しい交接を展開するので、自分の免疫系を破壊してそのまま死んでしまうのだ。

もちろん人間の性交は一般にもっと複雑だ。一つには、長期の絆を築ける3〜5%の珍しい哺乳類の一種なのだ。それでも性的な目新しさはヒトでも狂わせてしまう。

クーリッジ効果は、米国大統領カルヴィン・クーリッジからきている。昔、彼は妻とある農場を視察していた。大統領がいないとき、農夫はクーリッジ夫人に、一日中雌鶏と交接を続けられる雄鶏を誇らしげに示した。クーリッジ夫人は、それを夫に言ってやってくれと言うので、農夫はその通りにした。大統領はしばらく考えて、そして尋ねた。「同じ雌鶏とかね？」「いいえ」と農夫は応えた。「それを妻に言ってやってくれ」と大統領は言い返しましたとさ。

素敵な新しいパートナーの重視がインターネットポルノ利用を加速する。最も根本的なレベルで、この衝動は進化による、受精しない女性がいないようにするための手法だ。身体的なレベルで新奇性の魅力を高めているのは何だろうか？

脳の原始的な回路が感情、欲望、衝動、無意識の決断を司っている。この部分は実に効率的に仕事を行うので、進化は人間がヒトになるはるか以前から、その部分を変える必要性などないと見ている。[▶083] セックスを求める欲望と動機は、ドーパミンという神経化学物質からおおむね生じる。[▶084] ドーパミンは報酬回路

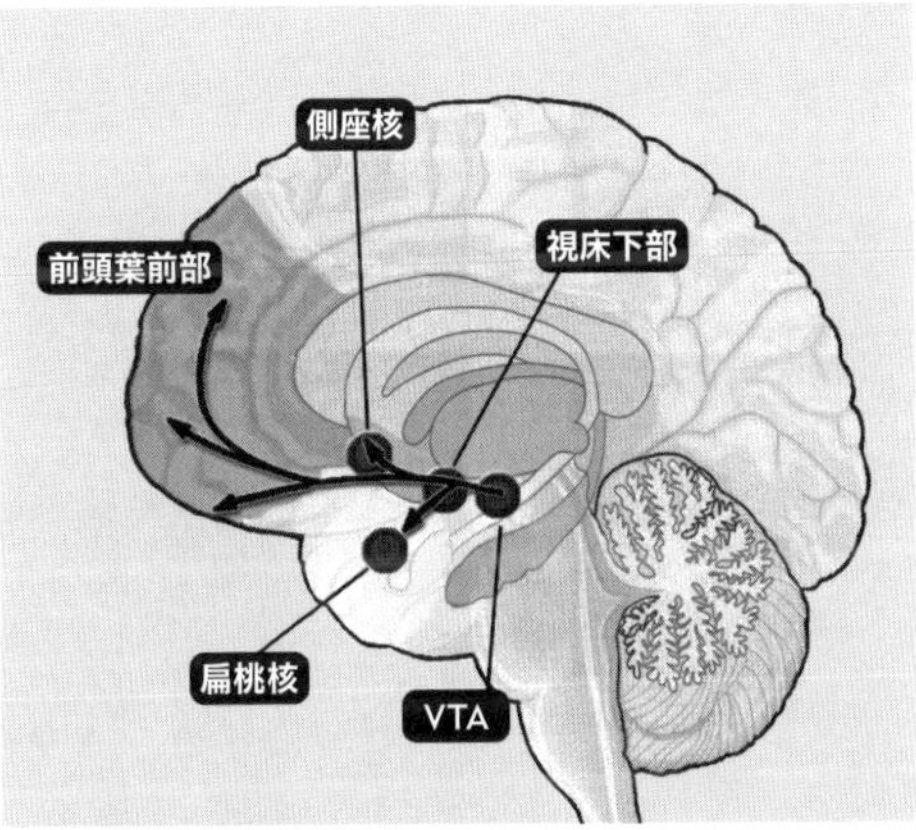

[図1]報酬回路(簡略化)

という脳の原始的な部分の核を刺激する。その部分は、渇望や快楽を体験し、中毒になる部分なのだ。

この古代の報酬回路は、生存を進めて遺伝子を残すための活動をするように仕向ける。人間の報酬一覧のてっぺんにあるのは、食べ物、セックス、愛、友情、目新しさだ。[085]こうしたものは「自然報酬」と呼ばれ、中毒性の化学物質(こちらは同じ回路を乗っ取れる)と区別される。

ドーパミンの進化的な狙いは、遺伝子に奉仕することを人がしたくなるよう仕向けることだ。[086]分泌量が多ければ、それだけ何かを欲しがったり渇望したりする。ドーパミンがなければあっさり無視する。高カロリーチョコレートケーキやアイスクリーム――大量分泌。セロリ――それほどでも。ドーパミンの上昇は、あらゆる体験の潜在的価値を決めるバロメーターだ。近づくべきもの、避けるべきもの、注意をどこに向けるべきかを教えてくれる。さらにドーパミンは、新しい、あるいは強い神経接続を通じて、脳の再配線を支援し、何を記憶すべきか教えてくれる。[087]性的な刺激とオルガズムは、報酬回路にとって最大のドーパミン自然分泌と、アヘン類を提供してくれるものとなる。

ドーパミンはときに「快楽分子」と呼ばれるが、実は快楽のために探し回るためのもので、[088]快楽そのものではない。だからドーパミンは期待とともに高まる。[089]それは人の動機であり、潜在的な快楽や長期的な目標を追求する意欲だ。[090]神経細胞のシナプス内で機能し、受容体につながって、電気インパルスを刺激する。これを以下の図2に示そう。

最終的な報酬、あるいは快楽の気分として人々が体験するものは、内生的なアヘン類放出による。このモルヒネ状の化学物質もまた、報酬回路内の受容体につながる。射精の快楽は、大量のアヘン類放出から生じるらしい。そこまで強烈ではないアヘン類体験は、お気に入りのデザートを味わったり、夏の暑い日に冷たい水を飲んだときの、うまいという体験だ。これに対し、ドーパミン噴出は早く射精しろとか、デザートを口に運べとか、水飲み場を見つけろとか促す。

ドーパミンは「欲しがる」ことであり、アヘン類は「気に入る」ということだ。だが脳内ではこうした機能はそんなに単純に分離はしていない。▶091 心理学者スーザン・ワインシェンクが説明したように、▶092「ドーパミンは欲しがり、求め、探すように仕向ける」。だが「ドーパミン系はアヘン類系より強い。人は満足するより多くを探し求める……満足してボーッとしているよりは、探し続けるほうが生き残る確率が高い」

慢性的な過剰刺激と、最終的には中毒における決定的な不均衡は、欲求と渇望は高まるが、快楽や好きな気持ちは弱まるということだ。中毒者は「それ」をもっと求めるが、次第に「それ」がそんなに好きではなくなる。中毒というのは、欲求の暴走と考えられる。▶093

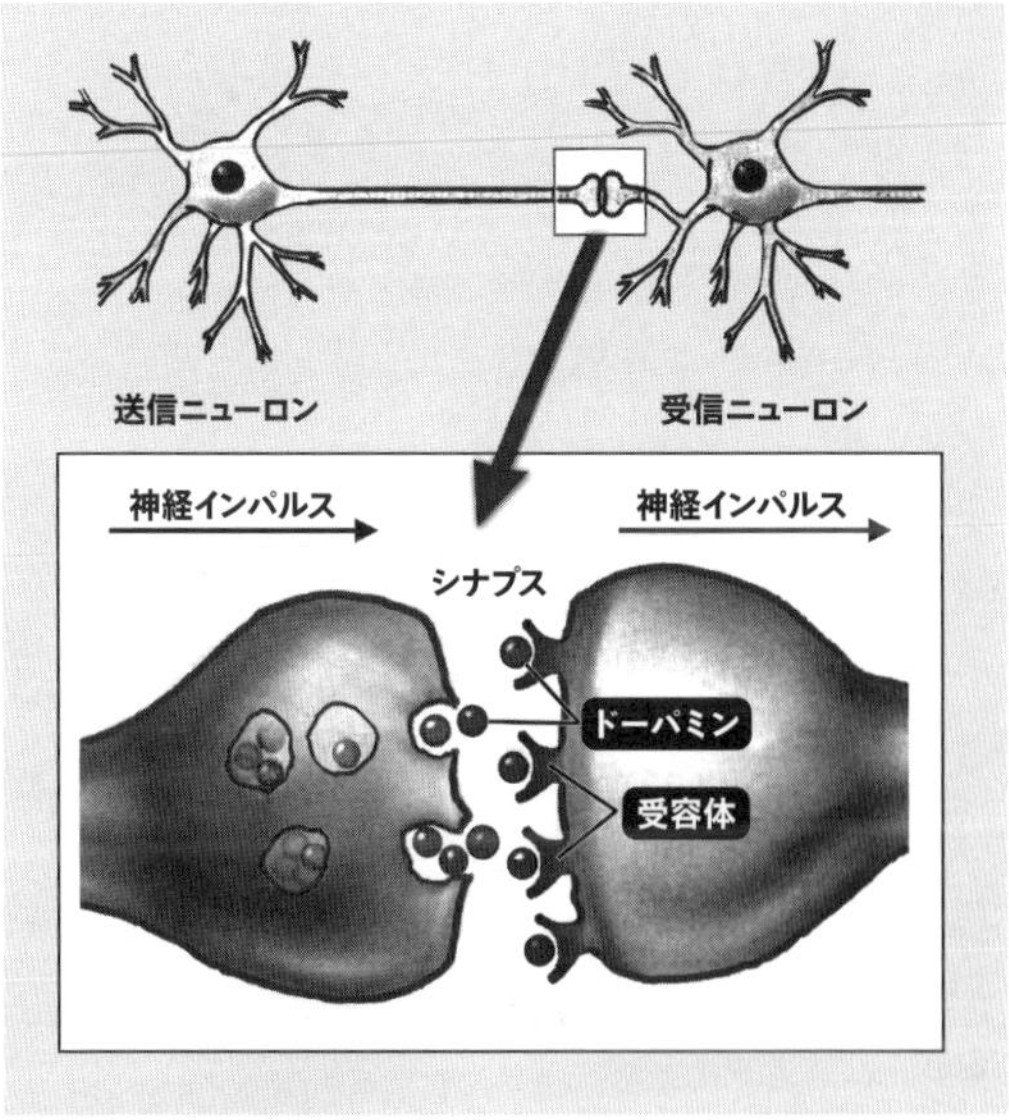

［図2］交信する神経細胞

▼新しいもの、新しいもの、もっと新しいもの

ドーパミンは目新しいもので急増する。[094] 新しい車、新作映画、最新デバイス……みんなドーパミンを求める。ドーパミンが急落するとワクワク感も消える。上の例だと、ラットの報酬回路は現在のメス相手ではますますドーパミンの放出量を減らすが、新しいメスだと大量のドーパミン放出を行う。

どこかで聞いた話だって？ オーストラリアの研究者たちが、同じエロ映画を何度もかけたら、被験者のペニスも主観的な報告も、次第に性的な喚起力が下がっていることを明らかにした。[095]「相変わらずのヤツ」はひたすら退屈になる。習慣化はドーパミン低下を示す。18回見せてから——ちょうど被験者たちがウトウトしはじめたとき——研究者たちは19回目と20回目で

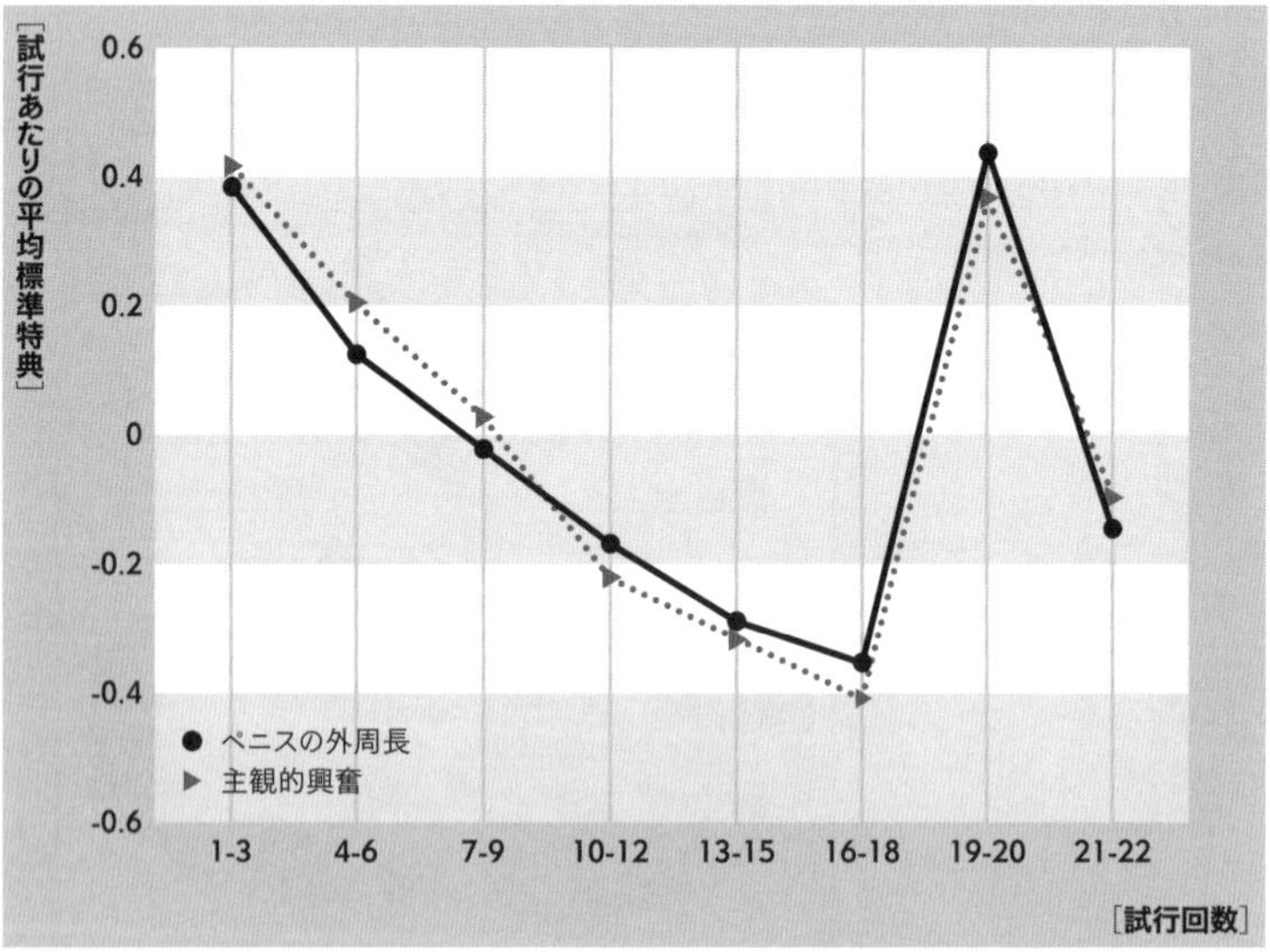

［図3］

資料——"Changes in the magnitude of the eyeblink startle response during habituation of sexual arousal"
Eric Koukounas, Ray Over. Behaviour Reserch and Therapy 38 (2000) 573-584

目新しいエロチカを導入した(図3を参照)。ビンゴ！　被験者たちとそのペニスの関心は跳ね上がった(はい、女性も似た結果を示した)▶096。新しいポルノスターを見ると、男性は精液の量も濃度も高くなり、しかもすぐに射精した▶097。原始的な脳は、ピクセル相手にシコるときでも、本物の人間に種付けをしているものと受けとるらしい。

インターネットポルノは特に魅惑的だ。ワンクリックでいつも目新しいものが出てくるからだ。新しい「相手」かもしれない。見慣れない場面、変な性行為、あるいは――好きなモノを想像してほしい。人気あるポルノチューブサイトは、何十ものちがったビデオやジャンルをあらゆるページに表示している。そして人を、無尽蔵の性的目新しさで圧倒する。

タブをいくつも開き、何時間もクリックを続けると、狩猟採集民だったご先祖が生涯かかっても体験できなかったほどの新しいセックスパートナーを、十分ごとに「体験」できる。もちろん、現実はちがう。宝の山に思えるものは、画面前で過ごした時間でしかなく、どこか別のところにあるものを追いかけていただけだ。

ぼくはいつもブラウザのウィンドウを複数開いて、しかもどれもたくさんタブがあった。ぼくを興奮させる主要なものは目新しさだ。新しい顔、新しい身体、新しい「選択」。ポルノ場面ですら通して見たこともめったにないし、まして映画を丸ごと見たことなんて、まったく記憶にない。退屈すぎ。いつも新しいものが欲しいんだ。

▼超常刺激

エロチックな言葉、画像、動画は昔からある——目新しい相手による神経化学物質放出も。では、今日のポルノが持つ独得な強みとは何だろうか？　果てしない目新しさだけではない。ドーパミンは、他の情動や刺激でも分泌されるが、そのすべてはインターネットポルノでしばしば大きく活用されている。

◉驚き[▼098]、ショック（いまのポルノで、ショッキングでないものなんかない）
◉期待の侵犯[▼099]（「このジャンルはいままで見たものとはまったくちがうぞ」）
◉不安[▼100]（自分の価値観やセクシュアリティと整合しないポルノ）
◉果てしない探索[▼101]（一部の科学者は報酬回路を「探索回路」と呼ぶ）

『プレイボーイ』やソフトなポルノを「ショッキング」とか「不安を催す」などと評する人はいない。13歳以上でコンピュータを使いこなす少年の期待を侵犯したりするだろうか？　複数タブのグーグルポルノ探索には、どちらも比べものにならない。こうした感情状態（不安、恥、ショック、驚き）はドーパミンを高めるだけでなく、ストレスホルモンや神経送信薬（ノルエピネフリン、エピネフリン、コルチゾール）も増大させる。こうしたストレス神経化学物質は興奮を高め[▼102]、ただでさえ強いドーパミンの強力な効果をさらに増幅する。やがてポルノ利用者の脳は、高リスクや不安の気持ち[▼103]を、性的興奮の気持ちと誤解するようになる[▼104]。これで、一部のポルノ利用者がますます極端なポルノにエスカレートする理由が説明できる。オルガズムに達するために、その追加の神経化学的な後押しがいるのだ。

それどころか、インターネットポルノは科学者が超常刺激と呼ぶものときわめて類似している。[105] 何年も前にノーベル賞受賞者ニコラス・ティンバーゲンは、鳥やチョウなどの動物をだまして、ニセの卵や相手を好むようにできることを発見した。たとえばメスの鳥は、ティンバーゲンが用意した実物よりも大きく、斑点が明瞭な石膏製の卵を必死で温めようとしたので、自分自身の色の薄いまだらの卵は顧みられず死んでしまった。オスのタマムシは本物の伴侶を無視して、でこぼこのついたビール瓶の茶色い底と性交しようと無駄な試みを続ける。[106] タマムシにとって、ビール瓶は信じられないほどホットなメスなのだ。

言い換えると、本能的な反応は、動物を交接ゲームから完全に引き出してしまわないような「ちょうどいいところ」で止まったりせず、この生得的プログラミングは非現実的な合成刺激に対する熱烈な反応を引き起こし続ける。ティンバーゲンはこうしたごまかしを「超現実刺激」と呼んだが、これがいまでは「超常的な刺激」と呼ばれることが多い。超常的な刺激は、特に惹かれる性質(たとえば性的な目新しさ)を増幅した、通常刺激の誇張版だ。興味深いことに、サルは本物の相手より映像を選ぶことはなさそうだが、メスザルの尻の画像を見るために「支払い」をした(報酬のジュースを見送った)。[107] だから今日のポルノがヒトの本能を乗っ取れるのも、驚くことではないのかもしれない。

人工的な超常的刺激を優先度トップにするのは、その自然な対応物よりも脳の報酬回路でドーパミンの大きな放出をトリガーしたからだ。ほとんどの利用者にとって、昨日のポルノ雑誌は現実のパートナーにはかなわない。『プレイボーイ』のグラビアは、初期のポルノ利用者たちが現実のパートナーと結びつけるよう学習した他の性質を与えてくれない。視線をあわせたり、触ったり、匂い、いちゃつき、踊り、前戯、セックスなどだ。

だが今日のインターネットポルノは、超常的な刺激まみれで、ほとんどの利用者はいまや、本物の人間相手に性的地図を造り上げる前にこれを消費している。まず、ポルノは果てしない新しいホットな相手を一瞬で提供する。研究によれば、報酬と目新しさの期待は相互に増幅し合い、興奮を増して、脳の報酬回路を配線しなおしてしまう。[▼108]その晩三回目のオナニーセッションの最中に、ポルノ利用者は衰えつつある性的興奮と減りつつあるドーパミンを再起させるため、新しいジャンルに切り替えられるのだ。

第二にインターネットポルノは、人工的に拡張したオッパイと、薬で維持する巨根を無数に提供し、誇張したあえぎ声、くい打ちのような出し入れ、二重三重の挿入、輪姦など、非現実的ながら興奮させるシナリオをいくらでも提供する。

第三に、ほとんどの人は静的な画像では、激しいセックスに励む人々の高画質動画には太刀打ちできない。[▼109]ましてバーチャルリアリティ(VR)動画ならなおさらだ。裸のバニーガールのスチル写真なら、後は自分の想像力を使うしかない。いつも次に何が起こるかはわかっているし、インターネット以前の13歳なら大した想像はできない。これに対し、「自分の目が信じられない」動画の果てしないストリームが、いまや絶えずこちらの期待を超えてくる。[▼110]また、人は他人の行為を見て学習することで進化してきたのも忘れないようにしよう。ビデオは強力な「ハウツー」授業なのだ。

だから今日のポルノ利用者は、ティンバーゲンなら「だから言わないこっちゃない」と言ったであろうSF的な不気味さではあるが、しばしばデジタルエロチカのほうが、現実のパートナーより刺戟的だと思ってしまう。利用者は、何時間もコンピュータの前で猫背で画面を見つめ、狂ったようにクリックし続けたくはないかもしれない。友人とつきあったり、潜在的なパートナーに出会うほうに時間を割きたいかもしれない。だが現実は、脳の反応の水準でなかなか太刀打ちできない。特に、社交の不確実性や失敗を考えればなおさらだ。ノア・チャーチが回想記『シコる――インターネットポルノ中毒(Wack: Addicted to Internet Porn)』で述べたように、「本当のセックスが欲しくなかったわけじゃない。ただポルノよりも探索がずっとむずかしし混乱するんだ」。そしてこれは、無数の証言でも見られる話だ。

相手がいなくて、デートの機会がほとんどない時期があったので、ポルノでオナニーをしょっちゅうするようになった。自分が実にすぐはまったので驚いてしまった。ポルノサイトを探し回って、何日も欠勤するようになった。女性とベッドに入って、勃起しようとして必死でポルノ画像を思い出そうとしている自分に気がつくまで、我が身に何が起きているのか完全には理解していなかった。ありがたいことに、ポルノ以前に健全なセックスの長い基盤があったから、何が起きているかわかった。ポルノ断ちの後で、またしょっちゅうセックスできるようになった。そしてその後間もなく妻に出会ったんだ。

最近では超常刺激は果てしない。ロボットや[111]、ポルノとシンクロしたセックストイや他のコンピュータ利用者と競争するものとして[112]、VRがオンラインポルノの未来かもしれない。その影響を研究する科学者はこう述べる[113]。

> ほとんどの人にとって、VRポルノの潜在力は、一見「完璧」なセックス体験の門戸を開くものだ——現実世界ではだれも太刀打ちできないシナリオだ。それ以外の人々にとって、それは境界を押し広げ、しばしばきわめて露骨で暴力的な画像を使うのだ。そして現在のポルノ研究から、このコンテンツへの曝露《ばくろ》は中毒性を持ちかねず、次第にさらに過激になりかねないことが明らかだ。[114]

単純にいえば、危険があるのは何かが以下の特性を持つときだ——

⦿ことさら「価値あるもの」と認識される、つまり人間が魅力的と思うよう進化してきたものの誇張版となっている
⦿自然では見あたらないほど無限の供給が便利に提要されている
⦿多種多様（大量の新奇性）
⦿人が慢性的に過剰消費する

安く、豊富なジャンクフードはこのモデルに当てはまり、普遍的に超常刺激と認識されている。32オンスのソフトドリンクと、しょっぱいおつまみを一袋なら、何も考えずに食い尽くせるが、それと同じカロリーを干し肉と茹でた根菜で食べようとしてみるといい!

同様に、ポルノ鑑賞者は何時間もポルノギャラリーをサーフィンして、フィニッシュに最適なビデオを探し、ドーパミンを異常に長期間高めたままにする。狩猟採集民が何時間も、洞窟の壁に書かれた稚拙な絵で自慰をしているところを想像してみよう。そんなことは起こり得ない。

ストリーミングのチューブサイトで、利用者は自分のドーパミン(ひいては自分の性的興奮)をクリックやスワイプ一つでコントロールできる。ドーパミンが下がりはじめたら、新しい動画をクリックしたり、未開のポルノジャンルにでかけたりして、衰えるドーパミン水準を回復させればいい。これは以前のポルノでは不可能だ。雑誌やビデオテープでは無理だし、チューブサイト以前のインターネットでも不可能だ。

ポルノは超常刺激を超える独得なリスクをもたらす。まず、アクセスが簡単で、一年中昼夜問わず手に入り、無料でプライベートだ。第二に、ほとんどの利用者は思春期以前からポルノを見はじめる。その脳はドーパミン感度と可塑性の頂点にあり、さらには中毒への耐性がなく、知らないうちに性的嗜好を再配線してしまいかねない。

最後に、食べ物には消費の限界がある。腹の容量もあるし、何かをもうこれ以上一口も食べられなくなったときに生じる、自然の忌避がある。これに対して、インターネットポルノ消費には物理的限界はない。睡眠とトイレの必要性くらいだ。利用者はポルノを見て何時間も寸止めしつつ満足や忌避の気分を引き起こさずにすむ。

ポルノの一気鑑賞は快楽を約束してくれそうだが、ドーパミンのメッセージは「満足」ではないことをお忘れなく。それは「続けろ、満足はすぐそこだ」というものでしかない。

自分を射精近くまで興奮させてやめて、ポルノを見続け、中間レベルを保ってずっと寸止めを続けるんだ。射精するよりポルノを見続けたかった。ポルノはぼくの注目を独占し、やがてぼくはとにかく疲れ切って、敗北感とともに射精する。

▼性的興奮と中毒性ドラッグは神経機構が同じ

興味深いことに、ラット研究によればメタンフェタミンとコカインは、性的条件づけのために発達したのと同じ報酬中枢の神経細胞を乗っ取る。▼115 そうした研究者の一部は、射精を伴うセックスは、ドーパミンを報酬回路に送り出す細胞を収縮させる(少なくとも1週間は)ことを発見している。そうした同じドーパミン生産神経細胞は、ヘロイン中毒でも収縮する。

単純に言うと、メスやヘロインのような中毒性ドラッグが魅力的なのは、それがまさにセックスのために進化した仕組みを乗っ取るからだ。他の快楽もまた報酬中枢を活性化させるが、それに関連する神経細胞は、これほど完全にセックスと重ならない。したがって、性的でない自然報酬はちがった感じがするし、それほど魅力がない。

性的な興奮と射精は、他の自然報酬のどれよりも高いドーパミンとアヘン類の水準を生み出す。ラット研究によれば、性的興奮で生じるドーパミン水準は、モルヒネやニコチン投与で引き起こされるものに匹敵するそうだ。

意識的な認知の下には、別の区別が存在する。セックス[117]もドラッグ利用[118]も、中毒と関連する遺伝子を活性化させる灰白質DeltaFosBの蓄積をもたらす。これが生成する分子的な変化は、性的条件づけと慢性的ドラッグ利用の双方でほとんど同じだ。[119]それがセックスだろうとドラッグ濫用だろうと、高水準のDeltaFosBは脳の配線を変えて「それ」を求めるようにする。その「それ」がなんでもかまわない。したがって、中毒性ドラッグは、性的活動を求めるように進化したのと同じ学習メカニズムを乗っ取る。

ここで詳説するにはややこしすぎるが、射精では複数の一時的な神経的、ホルモン的な変化が生じ[120]、これは他のどんな自然報酬でも生じない。これらは、脳のアンドロゲン受容体の現象、エストロゲン受容体増加、視床下部のエンケファリン増加、プロラクチン増加などだ。またそれは、脳がポテトチップと射精を区別できるように支援する。ドーパミンは、欲望、快楽、オルガズム、性交後の優しさや悲しみの体験の根底にある複雑な仕組みの一要素でしかない。

だから、以下の学術性科学者のコメントのような論点は崩壊する。「うん、ドーパミンを高める活動はいろいろあるから、インターネットポルノは夕日を見たりゴルフを見たりするのと同程度の中毒性しかないよ」。負けじとばかり、しばしば引用される反ポルノ中毒心理学者は、ハードコアポルノの鑑賞は神経学的に、かわいい小犬の画像を見るのと同じだと主張する。こうした無根拠な主張は世間をだまし、あらゆる自然報酬は同じくらい、生物学的にも心理学的にも無害だというまちがった信念を抱かせる。

ちなみに、夕日を見るのとポルノを見るのが同じだという主張は、2000年の脳走査研究で実際に検証され、否定されている。▶121 コカイン中毒者と健康な対照群が、❶露骨な性的コンテンツ、❷屋外の自然の光景、❸クラックコカインを吸引している人の動画を見せられた。結果は、コカイン中毒者はポルノとクラック吸引を見るときに脳の活性化パターンがほぼ同じだった。だがあらゆる被験者で、自然風景をみるときの脳の活性化パターンは、ポルノ鑑賞時のパターンとまったくちがっていた。あらゆる被験者は、ポルノ鑑賞では同じ脳活性化パターンを示した。重要な知見は、実際のセックスがなくてもドラッグが「セックス」ニューロンを活性化し、興奮を引き起こせるということだ。インターネットポルノも同様だ。ゴルフと夕日ではそれは無理だ。

オルガズムは自然の強化因子として最も強力なものだし、遺伝子の再生産が最優先の仕事なので、ポルノのストリーミングを見ながらオナニーするのは、神経学的に並ぶものがない。これを言うのは、ポルノ利用が問題や中毒すら引き起こせると同意してくれる人ですら、それを中毒性ドラッグやビデオゲームとまちがって比較したりするからだ。確かに、行動中毒や物質中毒は一部の脳変化を共有してはいる。だがこうした例えは、だれもが知っていることを無視している。セックスの脳回路、思春期には特に耐性がない(そしてその後も生涯にわたり耐性は少し低い)ということだ。

ビデオゲームをするティーンたちは、別に本物の暗殺者になる訓練をしたいわけではない。だが今日のティーンは、脳が学習したがっているときに、本物の人が本物のセックスをしているところを見て、すべて性的なことを記憶する。アルコール、コカイン、一人称シューティングは、みんな報酬中枢のドーパミンを高められる(中毒関連の脳変化に必須)が、インターネットポルノとちがって、どれも人の広範なセックスと再生産に関わる脳回路を形成したり、性的嗜好を変えたりする力はない。

▼普通の満足をオーバーライド

「ドカ食いメカニズム」が進化的に優位になるのは、満足の仕組み(「もう腹一杯」「これでおしまい」)をオーバーライドすることで生存が確実になる場合だ。[122] 食品やセックスの過剰消費は脳に対し、進化的に大当たりを引いたのだと告げる。[123] そしてもっと刺激を手に入れようという神経化学的なインセンティブが強く生じる。オオカミは、一回の狩りで獲物一匹から最大10キロを貯め込む必要がある。あるいは交尾期に、[124] 受胎させるべきハーレムがある場合もある。こうした機会は珍しく、すぐに消え、すぐに掌握しなければならない。

だがいまやインターネットは、果てしない「交接機会」を提供する。それは実に興奮させられるから脳の原始的な部分が価値あるものだと知覚する。優秀な哺乳類ならみんなやるように、ポルノ視聴者は、自分の遺伝子を広く遠くまで広げようとするが、ポルノ鑑賞者の発情期は果てがない。必要な手を尽くしてドーパミンを高め続ければ、いつまでも続けられる。

カチッ、カチッ、寸止め、カチッ、寸止め、カチッ、カチッ。こうしたセッションは4時間も、昼夜問わず続くこともできる。ときには視聴者の進化した「ドカ食いメカニズム」はオーバードライブに入ってしまう。進化はこんなノンストップの刺激用に脳の準備を整えてはいない。

扱えるように進化していない超刺戟的な報酬への無限アクセスがあると、脳はどうするだろうか？　適応する脳もある——しかも、決してよい形ではなく。当初、ポルノ利用と射精するまでのオナニーは性的緊張を解決し、満足するものとして記憶される。だが慢性的に自分を過剰刺激すると、脳は持ち主に逆らって動きはじめる。

▼性的条件づけと中毒はどちらも増感から始まる

すでに性的な興奮と中毒性ドラッグ（メスとコカイン）が同じ報酬系細胞群を刺激し、同時に利用者にもっと欲しがるようにさせる類似メカニズムの引き金を引くのだということは学んだ。だから性的な条件づけ（「オレはこれに興奮するんだ」）とドラッグ利用への渇望が同じ脳変化を伴うのも意外ではない。その脳変化とは、増感だ。

ドーパミンが急増すると、増感を作り出す神経化学的な事象が開始されるが[▼125]、増感を引き起こす本当の分子スイッチはDeltaFosBという灰白質だ[▼126]。ドーパミン急増はDeltaFosBの生産の引き金となる。そしてそれは、自然な報酬（セックス[▼128]、砂糖[▼129]、高脂肪[▼130]、エアロビクス運動[▼131]）や、あらゆる濫用ドラッグに人が慢性的に没頭するにつれて、ドーパミン放出量に比例してゆっくりと報酬回路に蓄積される[▼127]。

DeltaFosBは科学者が「転写要素」と呼ぶものだ。それは報酬回路を物理的、化学的に替えるきわめて特定の遺伝子のスイッチを入れる[▼132]。ドーパミンは、建設現場で命令を怒鳴る現場監督で、DeltaFosBはセメントを流し込む作業員だと思えばいい。ドーパミンは「この活動は本当に重要だぞ、何度も繰り返してやるんだ」

と怒鳴っていて、DeltaFosBの仕事はそれを確実に覚えて繰り返すようにすることだ。

そのためにこの灰白質は、脳の配線を替えて、それまでドカ食いしていたものを何だろうと欲しがるよう仕向ける。欲求／渇望が行動につながり、行動がさらなるドーパミン噴出をもたらし、ドーパミンがDeltaFosBの蓄積を引き起こし、という循環が生じる——そして行動を繰り返したいという衝動がそのループごとに強まる。

増感は神経学的な原理、「いっしょに発火する神経細胞は結線される」に基づいている。手短にいえば、脳は性的興奮の神経細胞(報酬回路にあるもの)を、興奮と関連した出来事(光景、音、感覚、匂い、感情)の記憶を蓄積する神経細胞とつなげる。活動を繰り返すとその細胞接続が強化される。

神経接続に蓄積された、こうしたつながりは、中毒専門家がキューや手がかり、またはトリガー、引き金と呼ぶものだ。こうした経路を活性化するものはすべて、報酬回路の

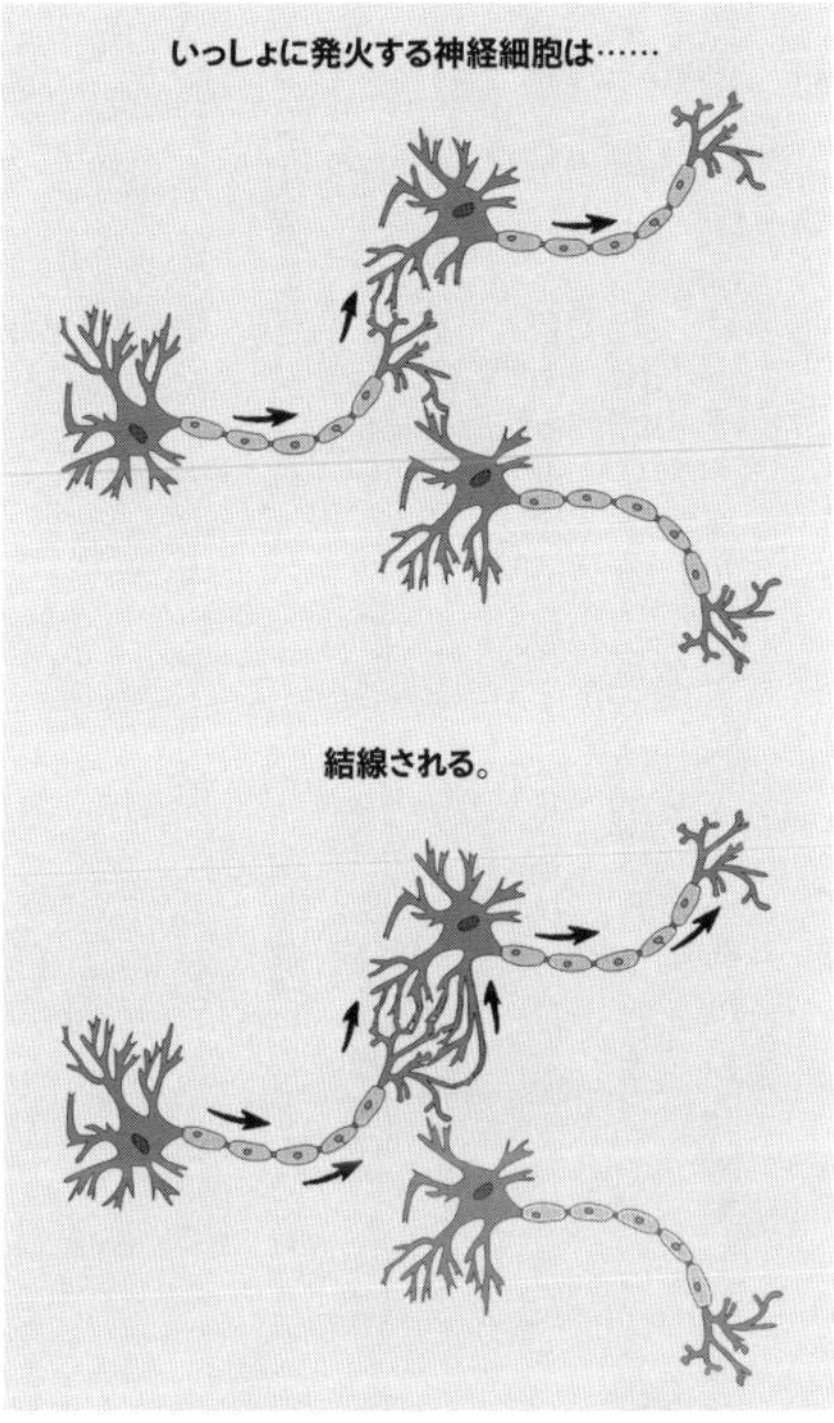

[図4]

ドーパミンを増やすことでその人の関心を惹く。進化の途中で、キューに反応する能力は有益な機会を見逃さないようにして、ご先祖たちに有利に働いた。

アル中にとって、使えるキューは酒場の横を歩いたりビールの匂いを嗅いだりすることなどだ。ヘロイン中毒にとっては注射器かもしれない。ポルノ利用者にとっては、スマートフォンを見ることだったり、ポルノサイトの名前を見たりすることだ。キューが活性化されると、増感した神経経路は報酬回路での電気活動を急増させ、無視できない量の渇望を作り出す。

これはすべて無意識のうちに起こる。わかるのは、自分が圧倒的なポルノ鑑賞の「必要性」を生じたということだけだ。それは生死に関わる問題のように思え、他のあらゆる決意が放棄されてしまう。ドラッグ中毒だと、手がかりが引き起こすドーパミン急増は、実際にドラッグを摂取したときの急増に匹敵することさえある。▼133 一部のポルノ利用者にもこれが当てはまりそうだ。

先日、ポルノ写真がチラッと目に入って、脳内ではっきりざわめくものがあった。なんか熱い閃光みたいな。ありがたいことに、それで自分でもビビってすぐに目を逸らした。

DeltaFosBが引き起こす脳変化は、過剰消費を続けさせるか、インターネットポルノの場合だと、脳が交接大盤振る舞いだと知覚するものに吸い付けられ続けてしまう。だがこの神経化学ドミノはもちろん、中毒者を作り出すために進化したわけではない。動物たちに「状況がいいうちに得られるものを得ておけ」と促す

ために進化したものだ。

重要なのは、DeltaFosB蓄積につながる高いドーパミンの仕組みは、性的条件づけと中毒の両方を開始するということだ(中毒についてはまた後で)。どちらもパブロフ的な、快楽の超記憶(増感)で始まり、それが強力な「またやれ!」衝動を引き起こす。

中毒者が使用をやめると、DeltaFosBはゆっくり分解して、最後の暴飲から2ヶ月くらいたつと通常の水準に戻る。だが増感した経路は残っていて、これは一生続きかねない。DeltaFosBの役割は、脳の再配線を促進し、なんであれ過剰消費していたものから、もっと大きな喜びが経験できるようにすることだ。この記憶、あるいは根深く刻まれた学習は、それを開始した出来事よりずっと後まで残る。

意外かもしれないが、このたった一つの神経生物学的な発見は、ポルノ中毒が存在しないという主張を完全に覆すものだ。脳の報酬中枢に貯まるDeltaFosBはいまや、行動中毒と化学物質中毒の両方について、持続的な分子スイッチだと考えられている。

▼脳の反撃——諸刃の剣

渇望が増して利用者にポルノをドカ食いさせると、報酬回路の過剰刺激で局所的な反乱が起きる。DeltaFosBがドカ食いのアクセルペダルだとすれば、CREB分子はブレーキだ。CREBは快楽反応を鈍らせる。▼134 ドーパミンを抑制する。CREBは、ドカ食いの喜びを消して、一息つくようにさせる。

奇妙なことに、ドーパミン水準が高いと、CREBとDeltaFosBの両方の生産が刺激される。身体は無数のフィードバック機構を備えており、生き続け、うまく機能し続けられるようにする。哺乳類が、食べ物やセックスのドカ食いをやめるブレーキ機構も発達させたというのは、実に筋が通っている。どこかで切り上げて、子供の面倒を見たり狩猟採集をしたりすべきときはやってくる。だがCREB／DeltaFosBの均衡の欠点は、それが人間がウィスキー、コカイン、アイスクリーム、ポルノチューブサイトといった強力な強化因子に曝されるはるか前に進化したということだ。こうしたすべては、CREBのブレーキも含め、進化した満足機構をオーバーライドする可能性を持っている。

はっきり言って、CREBは、超常刺激と広範に手に入る処方薬や違法薬の時代においては、勝ち目がほとんどない。ビッグマック、フライドポテト、ミルクシェイクの夕食に続いて、3時間にわたるマウンテンデューがぶ飲みと『コール・オブ・デューティ』ゲーム、さらに大麻を吸いつつ2時間にわたりポルノハブをサーフィンするといった活動に対して、CREBに何ができるだろうか？ 19歳の狩猟採集民は、ドーパミンを刺激するどんな誘惑群に遭遇できただろうか。焼きすぎウサギ肉のおかわりや、生まれて以来ずっと知っていた女の子4人が革なめしをするところを眺める、といった程度だろう。

CREBがもたらす、快楽反応鈍化はしばしば「脱感」と呼ばれる。これは耐性につながる。耐性とは「同じ効果を実現するためにさらに多くの量が必要となること」だ。耐性は中毒の鍵となる特徴だが、完全な中毒に見られる脳変化すべてを発達させなくても起こり得る。物質中毒者は、CREBの効果を克服するために摂取量を増やす。ギャンブル中毒は、賭け金をつり上げる。

今日のインターネットポルノ利用者は、もっと動画やVRポルノや対面チャットルーム式ビデオがいると思うかもしれない。あるいは脳が必死に求めている興奮を得るためにフェティッシュを実演する必要があると思うかもしれない。耐性を克服するために新ジャンルを試すことはきわめて多く、通常はもっと極端で、困惑するようなものになる。これまで見た通り、刺激が強くなればドーパミン(および興奮)は高まる。

だがCREBの効果は利用者が選ぶ「ドラッグ」だけに限られない。ポルノ利用者をよい気分にさせた他のもの、たとえば社交、映画鑑賞、好きなゲームも、CREBの鈍化効果のせいで色あせる。脱感は人を退屈させ、満足を下げ、しばしばドーパミンを高めるものならなんでも探し回らせる。おかげでポルノファンは、まっすぐポルノに戻りかねない。

自然は残酷なジョークを仕掛ける。CREBがドーパミンや内生アヘン類を阻害して「過剰な耽溺者」に休息を促そうとするのは、慢性的ポルノ利用者にはかえって有害だ。快楽反応を鈍らせると、もっと極端な材料を探すようになり、しばしば自分のドーパミン水準を復活させるものを探して動画から動画へとスワイプすることになる。単純に言えば、CREBは耐性につながり、それが強迫観念的なポルノ利用とエスカレーションをもたらしかねない。

慢性的な過剰刺激が、二つの一見すると正反対の効果を引き起こすので、不思議に思うかもしれない。一方でそれは、ドーパミン活動を高める(DeltaFosBによる増感)。もう一方でそれはドーパミン活動を減らす(CREB経由の脱感)。答は、それがおおむねタイミングによるということだ。だがそれはまた、欲求と好むこととの神経的な差にもよる。

増感は、利用と関連したキューやトリガーに対する反応としてドーパミンのスパイクを高める。ドーパミンのスパイクは、ドラッグを摂取したりポルノで自慰をしたりする以前に起こり、利用の渇望として体験される。だが同じ刺激に何度も曝露すると、放出されるドーパミン（そしてアヘン類）は減る（脱感）。これがドラッグ利用や、ポルノで自慰をする間の快楽を鈍らせる。活動は、快楽が少ないものとして体験され、もっと多くへの渇望が高まる。

だから動物先祖にはかつて有益だった二つの仕組みは、ポルノチューブサイトや氾濫するジャンクフードの時代においては、望ましくない結果を持つ。増感は、欲求またはもっと強い活動をもたらし、脱感は「好き」の減少、または全体的な快楽低下につながる。[136] この乖離は、衝動的な利用をもたらす諸刃の剣として機能する。使用したいという圧倒的な渇望（増感）が、日常的な活動や問題行動からの満足低下（脱感）に組み合わさってしまう。脳走査研究は、ポルノ中毒者は渇望期（欲求）において報酬系の活性化が高いが、非中毒者よりもポルノが特に好きなわけではないことを裏付けている。[137]

性的条件づけと思春期

慢性的なポルノ利用の一つの結果は、予想外の性的条件づけだ――これは『プレイボーイ』のお世話になっていたベビーブーム世代では起こりそうになかった。ミレニアルは、自分の性的な興奮を簡単に画面につなげ、絶え間ない目新しさ、覗き、異様な行為と関連づけかねない。最悪の場合、やがては勃起とその持続にポルノのコンテンツとクリック一発の配信を必要とすることになりかねない。

やめるまでは、射精にえらく苦労した。本当に目を閉じて、絶え間ないポルノのストリームを想像しないと絶頂にいかない。ぼくはおおむね、ガールフレンドの肉体を使って自慰をしていたんだ。ポルノなしの長い期間を経て、いまやポルノを思い浮かべなくても簡単に絶頂を迎えられる。奇跡だ。これまでで最高の気分だ。

若者のポルノ利用に関するニュース報道は、意識的な学習にばかり専念しがちだ。ティーンの若者たちには、ポルノは本当のセックスとはちがうと言ってやれば十分で、それで万事解決と思っている。▼138 この療法はポルノ鑑賞の無意識の影響を無視している。

若きジェイミーくんが意識的に、女性が顔射大好きだと学んでいるとき、彼は同時に顔射が自分を性的に興奮させるのだと無意識に学んでいるかもしれない。この種の無意識で条件づけられた学習は、毎回ポルノに興奮するたびに、ある程度は生じている。▼139 もちろん、14歳のジェイミーを興奮させるものは、16歳頃に卒業した彼が興奮するようになっている女王さまモノや近親相姦モノのポルノとは似ても似つかないだろう。

人工的な条件づけ(あるいは学習)を要約すれば、「そうか、これがみんなのセックスのやり方で、ぼくもこうやるべきなのか」というものになる。無意識の性的条件づけを要約すれば「ぼくはこれに興奮する」、あるいは脳の水準だと「これがぼくのドーパミンやアヘン類を激増させるものだ」ということになる。これは単に赤毛好きといったものかもしれない。あるいはオッパイより美しい脚や胸筋のほうに魅力を感じるようになるかもしれない。

どんな嗜好が出てくるにしても、脳は自分を興奮させるものを記録し、それに対して敏感にするよう進化してきた。だがいったん新しいキューを配線してしまうと、それが将来の反応をいつ引き起こすかは知りようがない。パブロフの犬がベルの音でツバを出すのを学習したように、今日のポルノ利用者は予想外の刺激を自分の勃起と結線するよう学習できる。脳の原始的な報酬回路は、ベルが食べ物ではなく、目新しいポルノが「自分の」ポルノではないなどとは知らない。その標語は「興奮……アレ欲しい」だ。

すでに２００４年の時点でスウェーデンの研究者たちは、若者の99％がポルノを消費し、半数以上が性行動に影響があったと感じていることを報じている。▼140 すでに述べたように、２０１６年の研究は、男性の49％がそれまでは興味のなかった分野のポルノや、かつては「気持ち悪い」と思った分野のポルノを見ていると述べた。興味深いことに、回答者の20％は「パートナーへの興奮維持のため」にポルノを使うと述べている。

おとなしいポルノを見ていて、ポルノ起因のフェティッシュを生じていない人でも、楽しみの得方はその後に影響しかねない。自分を覗き屋の役割へと訓練したり、ドーパミン最後の一滴を得るために何かもっと興奮するものが必要になったり、抜くのにちょうどいい場面を求めて探し回ったりするよう自分を訓練していないだろうか。オナニーは、背中を丸めてやっているだろうか——それとも寝る前にベッドでスマホを見ながら？

こうしたキューやトリガーはすべて、報酬回路をセックスの約束で励起させる……だがそれはセックスではない。神経細胞は、そうした興奮との関係を、新しい分岐を作って接続を強化することで固める。結果は？ 最終的には、覗き行為や、新しいネタへのクリックや、眠るのにポルノが必要になったり、射精するために完璧なフィニッシュ場面を探したりする必要が出てきてしまいかねない。

思春期(14歳頃から24歳程度まで)の主要な進化任務は、セックスのすべてについて学ぶことだ――意識的にも無意識的にも。これを実現するために、きわめて可変性を持つ思春期の脳は、環境内にある性的なキューに結線する。[141] ほんの数年後のヤングアダルトに比べて、思春期の若者はずっと急速かつ容易に経験と興奮を結びつける。[142] 特にティーンは、報酬回路がフル稼働しているので影響されやすい。[143] インターネットの新奇性に対して、脳はずっと高いドーパミンのスパイクを生み出すが、ずっと簡単に飽きる(この影響は、問題あるポルノ利用者ではさらに悪化する)。[144] 彼らの脳はまたドーパミンへの感度も高く、[145] DeltaFosBの生産も多い[146](「記憶し繰り返す」ため)。思春期の脳が持つ報酬への過剰感度はまた、その利用者が中毒になりやすいということでもある。[147]

興奮刺激は、大人の脳では起こり得ないような形で思春期の脳に衝撃を与える。これは2014年ケンブリッジ大学研究で、若きポルノ利用者の脳走査にさえあらわれた。[148] この神経化学的な現実は、若い脳を形成して、最大の性的刺激を与えるものに応じてセックスを定義するよう仕向ける。

それでもまだ恐ろしさが足りないなら、自然の選別プロセスによりティーンの選択肢は成人までに狭められることをお忘れなく。[149] 12歳以降になると、何十億もの神経接続が刈り込まれ、再編されるので、脳は本当に縮小する。[150] 使うか失うかという原理は、どの神経接続が生き残るかを決め、若者の人生への反応を十分に仕上げる。[151] こうしてティーンの脳は、驚くほど容易にインターネットポルノに自分を適応させ、おかげでやがて一部の子には、現実のセックスが異様な経験に思えてしまうのだ。

いったん新しい接続が形成されたら、ティーンの脳はそうしたつながりをしっかり維持する。実は人間の最も強力で長続きする記憶は思春期に生まれる——最悪の習慣とともに。[152] 20代になると、ティーンは思春期にはまった性的条件づけに全面的にこだわりはしないかもしれない。だがそれは、脳の深い轍《わだち》のようなものだ——無視するのも作り直すのもむずかしい。

▼変態モノへの移行

人の性的反応条件づけをめぐる研究は限られているが、それでも性的興奮は条件づけできることが示されていて、[153] それは特に未成年で強いことがわかっている。[154] たとえば、男性がポルノを見るのと同時に黒長靴[155]や硬貨入りのビン[156]といったまったくセクシーでない物体を見せられると、彼らはのちに長靴や硬貨入りのビンだけでも興奮する(そして勃起する)ようになった。ポルノ不要だ。

動物の性的パフォーマンスや魅力は、通常は性的な興奮をもたらさない多くの刺激に対して条件づけでき

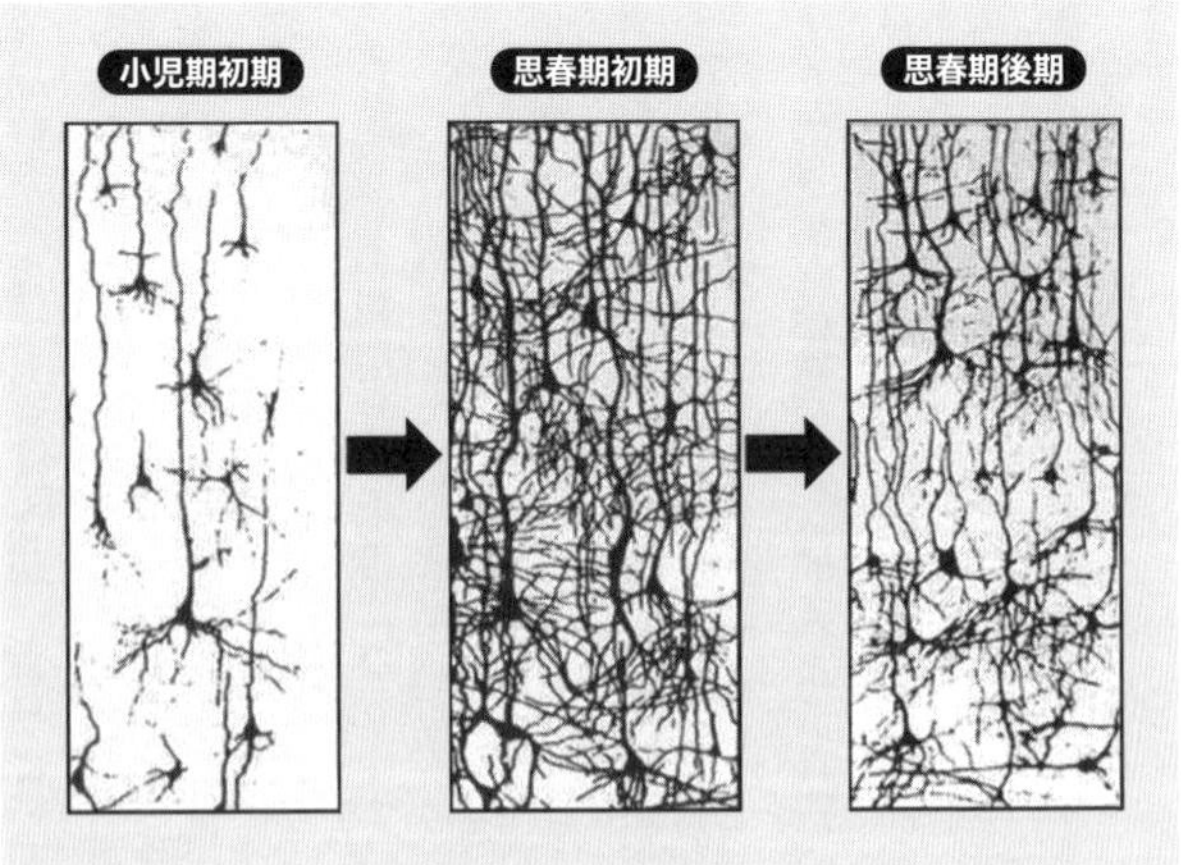

［図5］成長とニューロン接続刈り込み

る。たとえば果実やナッツの匂い、小さなネズミジャケットの着用、同性パートナーでも可能だ。[157]ドラマチックな条件づけの例として、研究者たちは発情したメスラットにカダベリン(肉の腐敗臭)をかけて、それを発情した若い童貞オスといっしょのかごにいれた。通常のラットは腐肉は避ける。それは生得的なもので、学習された行動ではない。ラットは死んだ仲間や、カダベリンをしみこませた木釘を土に埋めてしまう。だがドーパミンが期待で振り切れているオスたちは、交接して何度か射精した。

その数日後、若きオスたちは普通の匂いのするメスと、死の匂いのするメスとがいる大きなかごに入れられた。通常、経験を積んだオスたちは、死の匂いのするメスには近寄りもしない。条件づけはどれほど深かっただろうか？　数日後、条件づけされた元童貞ラットたちは、死臭を飽和させた木釘をもらった。するとそれと遊び、多くはそれをかじった――まるでその木釘が、通常なら愛するもの、たとえばチョコレートや膣の分泌液をふりかけてあるとでも言うように。

人間の女性ではポルノ鑑賞は、ポルノを見ていない女性なら即座に嫌悪感を抱くような行為について、嫌悪を乗り越えてやってみようという欲望を高める効果がある。[158]こうした発見は、若い男性がかつては嫌悪したりそれまでの性的嗜好にあわないと感じたようなポルノにエスカレートするのに相当するものかもしれない。当然ながら、研究によればポルノ利用が早期からだとそれだけ極端な材料へのエスカレーションが見られるとされる。[159]

強迫観念的なポルノ利用者がポルノを見ているときの脳活動を調べた3件の調査で、性的条件づけは脳走査研究(fMRI)にあらわれた。予想通り、強迫観念的なポルノ利用者の脳反応は、物質中毒者で起こること（キューへの反応が大きい、または増感）とそっくりだった。だがこの3つの研究はひねりを加えた。単にポルノ画像を見せるだけでなく、それぞれの画像の前に、ポルノ画像か非ポルノ画像（木、椅子など）かを予告するシンボル映像を見せたのだった。たとえば、ポルノが登場する数秒前には正方形が示される、という具合だ。この手順を何回か繰り返すと、被験者は意識的にも無意識的にも正方形をポルノと性的興奮に関連づける。▶160 被験者は全員、すぐに自分の興奮を、ポルノ予測シンボルに条件づけた。だが対照群に比べると強迫観念ポルノ利用者の報酬系は、キュー（シンボル）にもっと強く反応したし、条件づけも急速に起きた。

科学者たちはこのようにして実験室で増感を調べる。ポルノ利用者の性的興奮とドーパミン活性化を、通常は興奮を引き起こさないものに結びつけるのだ。こうした研究は、なぜ自分のデバイスの電源を入れたり、両親が家を留守にするのを耳にしたりするだけで股間がうずくのかを説明できる。

こうした研究の一つはまた、ポルノ中毒者が性的画像に飽きやすいことも発見している。お馴染みのポルノだと報酬系の励起は衰える。習慣化を防ぐために、ポルノ中毒者は絶えず目新しいポルノ供給を求めねばならず、その過程で新ジャンルに自分を条件づけたりもするようだ。

一年中一日中のストリーミングポルノ以前は、通常のセックスキューは他のティーンや、たまのグラビア、あるいは未成年禁止映画だった。結果はかなり予想がつく。見ると興奮、というわけだ。だが現在はちがう。

— 25歳だが、12歳からずっと高速インターネットがあって、ポルノビデオのストリーミングをしてい —

> た。性体験はごく限られていて、セックスをした数回はひどい失望だった。立たない。いまや5ヶ月ほどポルノをやめようとしてきて、やっとやめられた。自分が条件づけられてしまい、性衝動がコンピュータ画面と深くつながっていたのに気がついたよ。女性は二次元にしてガラスモニタの向こうにいないと興奮させてくれないんだ。

特に、活動過剰の思春期の脳だと、こうした無意識の結線は性的趣味の予想外のシフトにつながりかねない。ティーンの自慰セッションの大半がポルノ駆動なら、数学の講義にいるジェシカに関連づけられた脳地図は押し出されてしまう。ファーストキス以前に何年も猫背でタブを10個開けた画面前で過ごし、左手でしごいたり、パパも聞いたことのない性行為を見つけたりといった怪しげな技能を身につけても、下手クソに恋愛の第一歩を進める練習にはならないし、まして満足のいくセックスの練習になどならない。

2014年の論文でノーマン・ドイジはこう書いた。「我々は性的嗜好と恋愛嗜好における革命のただ中にあり、これは歴史上のどんなものともちがう。子供とティーンに対して行われている社会実験だ。……この水準のポルノ曝露はまったく新しい。こうした影響や嗜好は表層的なもので終わるだろうか？　それともティーン時代はまだ人格形成期だから、新しいポルノシナリオは深く根を下ろしてしまうだろうか？」▶161

ありがたいことに、脳の可塑性は逆方向にも作用する。多くの男性がポルノをやめて、数ヶ月後に、もう逃れられないと思っていたフェティッシュが消えてしまったことに気がつく。やがて、自分が○△□で射精した(あるいは○△□でしか射精できなかった)なんて信じられないと思うようになる。

思春期の性的条件づけは、おそらくポルノ起因のEDを抱える若者が、高齢者に比べて通常の性機能を回復するのに何ヶ月か長くかかることが多いという事実の説明にもなるだろう。高齢者は、いきなり性的反応を画面と結線したりはせず、多くはよく発達した「本物のパートナー」脳経路、あるいは興奮マップを持っている。通常、高速チューブサイトに出会う前に、長年にわたりパートナーとの信頼できる勃起を持っていたことが多い。インターネットとともに育った若者とはちがい、後者は単なる再学習ですむ。

▼さらにポルノ起因の性障害について

慢性的な性障害を治すためにポルノをやめた男性を記録した研究はわずかしかないが、追加の研究19件が、性的な問題や興奮低下をポルノ利用やポルノ中毒と結びつけている。私が海軍医師たちと書いた論文では、ポルノ起因の性障害は性的条件づけ(増感)と報酬系の脱感の組み合わせで生じるという仮説を述べた。[▼162]すでに述べたように、ポルノ利用者は自分の興奮を、ポルノ利用に関係したものすべてに条件づけられる。たとえば覗き屋の視点、絶え間ない探究、新しい「性的パートナー」の大群、フェティッシュねたなどだ。だがこれはどれも本当の性的遭遇とは一致しない。本当のセックスは触り、触られ、匂い、接続、他人とのやりとりで、どれも覗き屋の視点ではない。

ドーパミンは奇妙だ。何かが予想外によければ(予想の侵犯)跳ね上がるが、期待外れだと低下する。[▼163]セックスだと、インターネットポルノに匹敵するほどの驚き、多様性、目新しさにはほぼ絶対にかなわない。だから、若者が完全にポルノに自分を条件づけしてしまうと、セックスは無意識の期待に応えられないかもしれない。期待外れはドーパミン低下をもたらす——そして勃起の低下も（性的興奮と勃起の維持には、安定したドーパミン上昇の継続が必須だ）。25歳だろうと55歳だろうと、ポルノ起因の性障害における主要要因はインターネットポルノでの自慰だ。セックスに備えるためにポルノを見てオナニーというのは、ウィンブルドンでの試合に備えて長年ゴルフをするようなものだ。まちがったスポーツの練習をしているのだ。

　性的な条件づけは、ポルノ起因のEDをもたらす主要な脳変化ではあるが、それだけでは男性が経験するあらゆる症状を説明はできない。二つの最もありがちで、説明しづらい症状は、朝立ち喪失と、恐怖の性欲喪失だ。朝立ち不在は通常、ポルノをやめる前に起こる。重要な点として、泌尿器科の医師は通常、心理的なEDと生理的なED（つまり海綿体や神経的な問題）とを区別するのに朝立ちの有無を使う。ポルノ起因のEDで朝立ちはある男性が、まちがって生理的なEDと診断されていることはあり得る。これに対して一時的な性欲喪失は、ポルノ利用を排除した後で起こる。通常それは、生気のない性器、性欲なし、本物の人間に惹かれなくなる、といった症状だ。

　どちらの症状も、興奮と勃起に直接関係するもっと深い脳の構造変化を示唆している。研究によると、勃起は報酬回路と、▶164

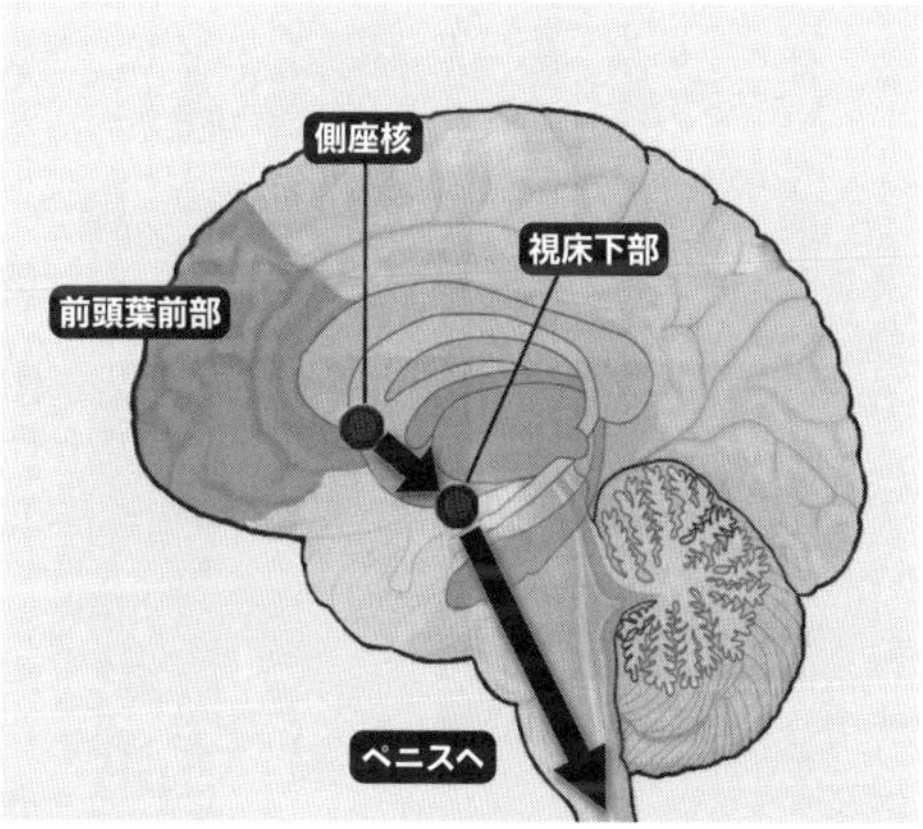

［図6］勃起経路

脳の男性性中枢の両方に適切なドーパミンが必要だ。[165] 少し前にイタリア人たちは「心因性」ＥＤ（身体的な問題から生じる「有機的ＥＤ」ではない）の男性の脳を走査した。その走査は、脳の報酬中枢（側座核）と視床下部の性中枢の灰白質萎縮を明らかにした。[166] 灰白質の喪失は、神経細胞分岐と他の神経細胞との接続喪失を意味する。8気筒エンジンが3気筒で無理に走っているようなものだ。これはドーパミン信号の減少（興奮の減少）ということだ。

この研究は、心因性ＥＤは必ずしも、その個人の精神状態（能力不安など）で引き起こされるのではないということだ。それは絶えず減少したドーパミン信号を引き起こす、報酬回路の変化の結果かもしれない。これで、性欲喪失と朝立ち不在が、なぜポルノ起因の性障害に伴うことが多いのか――そして回復に何ヶ月もかかるのか――が説明しやすくなる。

この知見は、『JAMA Psychiatry』掲載のドイツのポルノ利用者脳走査研究結果とも整合している。[167] どちらの研究も、報酬回路に灰白質が少ないことを示している。ドイツの研究では、最大のポルノ利用者は灰白質が少なく、セクシーな写真でも興奮が低かった。どちらの研究も、長期的な脱感の背後にある構造変化を明らかにしているのかもしれない。昔ながらの問題ではあるが、大きさは重要なのだ、少なくとも灰白質に関する限りは。

慢性的な過剰消費で生じる脱感などの脳変化は、しばしば脳走査で検出できるが、性的条件づけは脳の写真ではわからない。この影響の裏付けは、症状と回復の自己申告から来るしかない。若者の回復がしばしば長引くというのは、思春期時代の根深い性的条件づけを示している。

これまで見たように、思春期は哺乳類の脳が交配行動を環境中の興奮キューに適応させるよう準備万端になっている時期だ。その後、脳は使わない回路を刈り取りはじめる——ひょっとすると、その連中の祖先が思春期時代に、成り行きで発展させ、強化させた回路すら刈り込まれてしまうかもしれない。▸168 セクシュアリティを完全にインターネットポルノに結線してしまった若者の典型的な証言を示そう。

たぶんみんなが疑問に思っているのは、「いや、だからぁ、EDは改善するの、それともこれって意味のない自虐なの?」ということじゃないかな。ぼくもそう思った。答は「まあ改善するかなー」で、それから「まちがいなし!」になる。本当のセックスを始めたときにおそらく体験するのは、脳が「これって何?」ということだと思う。脳はセクシュアルになる主要な方法として、本当のセックスには慣れていない。本当の接触で「再配線」プロセスが始まる。自分を本当のセックスに、再感させるんだ。再起動と再配線後のセックスはものすごくよくなる。言葉なんかじゃあらわせない。だから、再配線プロセスがあって、そこでは不発だったり、逆噴射が起きたりするかもしれないけれど、やがて全気筒が完全に点火する。最近? EDゼロ、もう考えることもない。

ポルノ起因のEDから見事に回復した男たちは何を示唆しているだろうか? 最初の示唆は、ポルノやポルノ代用品、見たポルノの回想を排除することだ。あるいは言い換えると、人工的な性的刺激を全部排除しよう。人工的というのは、ピクセル、音声、文字だ。ポルノ代用品、たとえばフェイスブックやスナップ

チャット、出会い系サイトで画像サーフィンなし、クレイグリスト検索、下着広告、ユーチューブビデオ、「官能小説」などもなし。現実生活でなければとにかく拒否しよう。問題は中身ではなく、脳が目新しい画面主体の刺激を求めるように配線した行動を再演しているかどうか、ということなのだ。

二番目の示唆は、性的興奮を現実の人間に向けて再配線することだ。これはあらゆる人の回復に役立つが、特に性的体験のわずかな、あるいはまったくない若者にとって鍵となる要素だ。これは別に、再配線にセックスが必要ということではない。実際には、ゆっくりだれかと知り合いになるというのが最高の経路だ。いっしょにいて、ふれあい、いちゃつくのが、性的興奮と愛情を本物の人間に結びつけるのに役立つし、回復にはそれが不可欠かもしれない。

▼ポルノ中毒

過剰なポルノ生産から生じる二つ目の適応が、中毒だ。説明したように、中毒性ドラッグは、通常の生理的機構を高めたり減らしたりするだけだ。すべてに共通する要素が一つ。報酬中枢(側座核)におけるドーパミンを大幅に高められるということだ。説明した通り、性的興奮はモルヒネと同じくらいドーパミン水準を引き上げ、コカインとメスが乗っ取るのと同じ神経細胞を励起させる(他の自然報酬と比べて)。ポルノ中毒者で見られる脳変化が物質中毒者に最も似ているという意味で、インターネットポルノ中毒は「最も純粋」な物質中毒と見なせるかもしれない。

研究者たちは、あらゆる中毒は、いろいろちがいはあるが、すべて共通して確立した中核的な脳変化をもたらすのを知っている。[169] そうした変化が、今度は標準中毒評価試験に挙げられた、認知された兆候、症状、行動となってあらわれる。それが「3つのC」だ。

1．その物質や行動の使用の入手、実施、回復に対する「渇望(Craving)」と没頭、その物質使用や行動従事における「統制(Control)」喪失がますます高頻度で、長期間に起こり、量や強度が増し、使用や行動におけるリスクを高めてまで望んだ効果を得ようとする

2．身体的、社会的、職業的、財務的、心理的な分野におけるマイナスの「影響(Consequences)」

ポルノ中毒のリスクはどのくらい大きいのだろうか？　ドーパミンを高める物質、たとえば酒やコカインが中毒するのは常識だ。だが中毒性ドラッグを使う人間やラットのうち、中毒者になるのは10～15％だけだ(ニコチンは例外)。だからといって、他のみんなは中毒しないと言えるだろうか。物質濫用の場合は、言えるかもしれない。

だが自然報酬の超刺激バージョン、たとえばジャンクフード[170]への無制限アクセスとなると、答はノーだ。[171] もちろん、すべての消費者がはまるわけではないにしても、だ。食べ物や性的興奮の超刺激版が人々を――中毒しやすい傾向を持たない人ですら――捕らえてしまうのは、報酬回路が人々を食べ物やセックスに向かわせるように進化したからだ。ドラッグや酒ではそんな進化は起きていない。今日の高脂肪[172]／高砂糖食品[173]は、非合法ドラッグよりはるかに多くの人々を、破壊的な行動パターンにはまらせてしまった。アメリカ成

人の70%は体重が多すぎ、37・7%は肥満だ。[174]

インターネットポルノ利用はプライバシーに取り巻かれているし、利用者は症状を必ずしもポルノのせいだとは考えないので、マイナスの影響を受けている人間が何人いるかはわからない。だが2000年にアメリカ成人1000人を対象に行なった調査では、18~30歳の男性33%は、自分がポルノ中毒か、はっきりわからないと考えている。これにまっこうから対立する結果として、50~68歳男性だと、それがたった5%だ。[175] 研究はどうだろう? 2016年の研究2本は、男性ポルノ利用者に、問題あるポルノ利用について尋ねた。片方の集団は中毒の評価を受け、もう片方の集団は自己申告だった。どちらの場合も、中毒比率は28%だった。[176]

自然報酬の超常版は、脳の満足機構――「これで十分」の感情をオーバーライドできる。だから、果てしない目新しいエロスが、人口の相当部分に魅力的なのは意外でもなんでもない。これは、物質中毒になりにくい人々も含まれる。

私はたまに酒を飲むが、それほどではない。ポルノ以外の中毒はない。それが普通のことで、みんなもやっていて、自分にとっていいことですらあると思っていた。

✣

長年ポルノ中毒と闘ってきたが、禁煙は腹を決めたらすぐにできた。喫煙とちがって、ポルノ中毒は根底にある生物学的なニーズとつながっていて、それが中毒と混じりあってすべてをずっとむずか

――しくする。――

中毒神経科学分野の外にいる一部の心理学者や臨床家は、強迫観念的なギャンブルや、手に負えないインターネットポルノ利用といった行動を理解するのに中毒の科学を持ち出すのはまちがっていると主張する。彼らによれば、中毒が意味を持つのはヘロイン、アルコール、ニコチンといった物質の話をするときだけなのだ。この見方はしばしばマスコミでも見受けられる。だが中毒の性質に関する最新研究はこの見解とは一致しない。

ご存じないかもしれないが、中毒は精神障害として最も徹底的に研究されてきたものだ。精神医学の『精神疾患の診断・統計マニュアル第五版』(ＤＳＭ－５)に挙げられた精神疾患のほとんどとはちがい、中毒は実験動物で自由に再現できる。そして研究者たちは、その因果機構とそれに伴う脳変化を分子レベルまで研究できる。

性行動、ギャンブル、アルコール、ニコチン、ヘロイン、クリスタルメスなどの場合、何千もの脳研究が、あらゆる中毒が同じ根本的な脳機構を改変し、[177] 認知された解剖学的、化学的な変化を引き起こすのを裏付けている。[178] 中毒専門家は、行動中毒と物質中毒が根本的に同じ疾患だということをもはや疑っていない。

すでにインターネット中毒者について２３０件もの脳研究が、物質中毒に見られるのと同じ脳の中核的な変化を明らかにしている。[179] インターネットポルノ利用だけでも潜在的に中毒性なら、インターネットポルノ利用も中毒性なのは当然だ。そしてその通り、インターネットポルノ利用者自体の脳研究も、いまやそれを裏付けている。

中毒に関連する4つの主要な脳変化は、最近になって全米アルコール濫用とアルコール中毒研究所（NIAAA）の所長ジョージ・F・クーブと共著者である全米ドラッグ濫用研究所（NIDA）所長ノラ・D・ヴォルコウによる画期的なレビューで概説された。▶180 ちなみにこのレビューは、「セックス」も行動中毒として述べている。

> 我々は、神経科学が中毒の脳疾患モデルを支持し続けていると結論する。この分野の神経科学研究は、物質中毒や関連する行動中毒（たとえば食べ物、セックス、ギャンブルへの中毒）の予防と治療に新しい機会を提供するだけでなく（後略）

では中毒が引き起こすらしい4つの根本的な脳変化とは何だろうか？ 単純で非常に広範な言い方をすると、❶増感、❷脱感、❸機能不全の前頭葉前部回路（前頭葉低活性化）、❹ストレス系の誤動作となる。ポルノ利用／セックス中毒者の研究で、いまやそれぞれの変化について裏付けが得られている（それぞれの最後に出典をつけた）。

最初の二つはすでに詳しく説明した。これは望まない性的条件づけにも同じくらい関連しているからだ。

1．増感——または快楽の超記憶は、活性化されると強力な渇望を引き起こす。奥さんが買い物にでかけるといきなりムラムラするか？　それはありそうにない。だがひょっとすると自分が勝手に動いているような、あるいは他の人が脳をコントロールしているような気分になるかもしれない。気がせいて、心拍が上がり、身震いさえして、考えられるのはお気に入りのチューブサイトにログオンすることだけ。増感した中毒経路が「いますぐやれ！」と叫んでいるのだ。２０１７年8月現在、ポルノ利用者／セックス中毒者における増感またはキュー反応性を報告する研究は19本ある。[181]

　ポルノ断ちの間、増感したポルノ経路はしばらくかえって強まることは知っておこう。報酬システムが刺激を求めて絶叫しているが、それに応えるには中毒しかない、という感じだ。中毒関連の報酬信号を処理する神経細胞の分岐（樹状突起）は「超トゲトゲ」になる。[182] この小さなへこみが生い茂ることで、もっと多くの神経接続と、もっと大きな励起が可能になる。大音量で有名なスパイナル・タップのコンサートで、耳が4対増えたようなものだ。いまやキューが報酬回路を叩くと、渇望はレッドゾーンを突破する。

　増感による増幅で、信号は通常の学習と記憶に関わるのと同じ仕組みを使って報酬中枢を活性化する。[183]　弱まることはあっても、頑固に残り続ける。意識的な渇望が消えてもずっと、増感したポルノ経路はかつての利用と関連したあらゆるもの（キュー、ストレスなど）で活性化しかねない。再活性化あるいは休眠中毒経路を心配するからこそ、アル中脱出支援組織アルコホーリクス・アノニマスの12ステップ・プログラムは完全な禁酒を勧めるのだ。インターネット、食べ物、エロ画像などの非物質中毒の場合、何をもって素面とするかは定義がむずかしい。

2．脱感――または快楽への反応鈍化。ドーパミンやアヘン類の信号低下といった変化で、中毒者は日常的な喜びに鈍感になり、ドーパミンを高める活動や物質に「飢える」ようになる。脱感はおそらく、ポルノ利用者が気がつく初の中毒関連脳変化だろう。同じ刺激を得るのに、ますます多くの刺激が必要になるのだ（「耐性」）。

さきほど、慢性的な過剰消費はCREBを招き、それが報酬回路のドーパミンを阻害すると述べた。だが中毒者が控えると、CREB水準は急落する。このためCREBは、数ヶ月にわたることも多い中毒者の快楽喪失やうつの説明にはならない。人間や動物の研究によれば、ドーパミンやアヘン類受容体の減少と、灰白質の喪失のほうが脱感の原因として長期にわたることを見極めている。神経化学水準を引き下げることで、過剰な刺激から自衛するかわりに、脳は受容体の一部を取りのぞき、作り出すアヘン類やドーパミンに対しても鈍感にしてしまうのだ。

こう考えてほしい。だれかが叫び続けたら耳をふさぐだろう。ドーパミンを送り出す神経細胞が、ドーパミンを送り出し続けたら、それを受けとる神経細胞はドーパミン(D2)受容体を減らすことで「耳」をふさぐ(ドーパミン受容体には5種類ある)。事態をさらに悪化させることとして、D2受容体は過剰消費にブレーキをかけるのを支援するから、それがなくなると渇望に抵抗しづらくなってしまう。脱感は「損傷」ではない。神経細胞は、失われたドーパミン受容体やアヘン類受容体を一瞬で再生できる。脱感はむしろ負のフィードバックがすさまじい勢いで起きている状態なのだ(エピジェネティック変化でおそらく維持されている)。

ドイツの研究者シモーネ・クーンはこう説明した。「高いポルノ消費を持つ被験者たちは、同じ報酬量を得るために刺激を増やす必要があるのだと考えた。これなら、彼らの報酬系がますます多くの刺激を必要とするという仮説に見事に当てはまる」[184]

中毒の主要な後押し役は、増感による利用への圧倒的な渇望と、脱感のおかげで同時に体験される、他の日常活動からの快楽減少との不均衡なのだ。[185] これまで、ポルノ利用者／セックス中毒者における脱感または習慣化を報告した神経学研究は6本ある。[186] では、これまで触れなかった中毒の残り二つの側面に目を向けよう。

3. 機能不全の前頭葉前部回路——は、意志力の弱さと中毒キューへの超反応との組み合わせとしてあらわれる。前頭葉前部(おでこのすぐ裏にある)は科学者が「執行統制」と呼ぶものを司る。それは問題解決、関心、計画、結果の予想、目標指向行動の統制を提供する。中毒で重要な点として、前頭葉前部は意志力を司り、後悔しそうな行動を阻害する。

衝動を制御しやすくするため、前頭葉前部は報酬系に2種類の神経経路をつないでいる。「やっちゃえ」経路と、「立ち止まって考えてみよう」経路だ。これらの経路は、あまり考えない報酬系にとってのアクセルとブレーキとして機能する。たとえば、報酬系の情動中枢(扁桃核)が上司をぶん殴れと言っても、前頭葉前部がすぐにその結果を計算し、「よく考えろ」経路に信号を送って阻害する。

中毒になると、ますます強力な「やっちゃえ」経路が、ポルノ利用の渇望を増幅する。そして生理的に弱められた「よく考えろ」経路は、そうした衝動を阻害しづらくなる。神経学的には、天使と悪魔が肩に乗って争うようなものだ――その悪魔がキングコングに似てくる以外は。

機能不全の前頭葉前部回路の身体的な証拠は、fMRI研究で観察できているし、専門の生理学検査で、執行統制の弱まりもわかる。ポルノ利用者／セックス中毒者の前頭葉前部回路の変化や、執行機能の弱まり（前頭葉低活性化）を報告する研究がいまや13本ある。▼187

4. ストレス系の誤動作――は渇望増大、意志力阻害、無数の禁断症状としてあらわれる。ストレス系は命がけの戦いの準備を整えたり、危険から逃げ出すようにするだけでなく、脳や身体を変えて長期のストレス要因に耐えられるようにする。一部の専門家は中毒をストレス障害と考える。というのもそれは、ストレスホルモン（コルチゾールとアドレナリン）の循環に影響するだけでなく、脳のストレス系に多数の変化を引き起こすからだ。

こうした変化のうち3つのおかげで、やめるのはきわめてむずかしくなる。▼188 まず、ストレスはドーパミンとコルチゾールを増やし、ちょっとしたストレス要因でも激しい渇望に変えてしまう。キューがなくても、ストレスは増感した中毒経路を活性化させる。第二に、ストレスは前頭葉と執行機能を阻害する。これには衝動抑制や、自分の行動の結果を完全に理解する能力も含まれる。

そして最後ながら重要な点として、中毒者が脳にネタを与えないと、ストレス系が過剰に働きはじめる。中毒者が報告する多くの禁断症状、たとえば不安、うつ、疲労、不眠、苛立ち、痛み、気分の揺れなどが引き起こされる。ゴミクズのような気分になり、そのために中毒に逆戻りしてしまうことも多い。今日まで、ポルノ利用者／セックス中毒者のストレス系不全を3本の研究が実証している。▸189 興味深いことに、そうした研究の一つはセックス中毒者のストレス遺伝子に見られるエピジェネティック変化も本当に解明した。

まとめると、この4つの神経可塑的変化がしゃべれるなら、「脱感」は「満足が得られないよ」とうめき、「増感」はその人のわき腹をつついて「ねえねえ、おあつらえ向きのブツがあるんですがね」と言うが、それはまさに脱感を引き起こしたものとなる。前頭葉低活性化(前頭葉前部回路の機能不全)は肩をすくめて「やめといたほうがいいが、私にはやめる力がない」とため息をつき、「誤動作するストレス系」は「この緊張を和らげるために、いますぐ何かよこせ！」と絶叫していることになる。

こうした減少は、あらゆる中毒の核にある。あるポルノ中毒からの回復者はこうまとめている。「満足できないのに、決して十分に得られない。もう絶対に満足が得られないいんだ」。回復はこうした変化を逆転させる。中毒者はゆっくりと、普通に「欲しがる」のを学び直す。

かつて、ポルノ中毒否定論者たちは、ポルノ研究において禁断症状や耐性(同じ効果を得るのに刺激を増やす必要があること)は「ポルノ中毒など存在しない」証拠だと主張した。実際には、耐性も激しい禁断症状も中毒に必須ではない。たとえばタバコやコカインの中毒者は完全にはまるが、でもやめるときの体験は、アルコール中毒やヘロイン中毒に比べると普通は穏やかだ▸190(あらゆる中毒評価試験の共通点は、「マイナスの結果が得られても使用を続ける」ということだ。これは中毒の信頼できる証拠だ)。

だが私が観察しているフォーラムでは、元ポルノ利用者たちは、驚くほど激しい禁断症状を示し、それがドラッグの禁断症状によく似ている。不眠、不安、苛立ち、気分の揺れ、頭痛、落ち着きのなさ、集中力低下、疲労感、うつ、社会的な麻痺、みんなが「フラットライン」と呼ぶ突然の性欲喪失(これはどうやらポルノ断ち固有らしい)などだ。

インターネットポルノ利用者に対し、研究チーム二つが禁断症状について尋ねたのは、やっと2017年になってからだった。どちらも「問題あるポルノ利用者」に禁断症状が見られたと報告している。[191] またスワンシー大学とミラノ大学は、インターネット中毒者(ほとんどはポルノサイトかギャンブルサイトにアクセスしていた)[192]がウェブ利用をやめたら一種の無感動症に苦しむようになったと報告している。これはドラッグをやめる人々と同じだ。[193]

耐性について言えば、いまや3本の研究が、ポルノ利用者に新しいジャンルへのエスカレーションや耐性についてはっきり尋ね、どちらも裏付けている。[194] 各種の解説手法を使った14本の研究も、「普通のポルノ」の惰性化と、もっと極端で異様なジャンルへのエスカレーションと整合する結果を報告している。[195]

▼でもポルノ中毒なんて存在が認知されていないのでは?

アメリカ精神医学会(APA)はいまのところ、診断マニュアルに中毒性/強迫観念性ポルノ利用をなかなか入れたがっていない。マニュアルを最後に2013年に更新したとき(DSM-5)、「インターネットポルノ中毒」を正式には検討せず、「ハイパー性的障害」について論じた。これは問題ある性的行動をすべて含む用語として、DSM-5のあらゆる作業部会の議長により推奨され、長年検討されてきた。だが最後の最後に開かれた「独断」セッション(というのはある作業部会議長の表現)で、DSM－5最高担当者たちは満場一致でハイパー性的障害を否決したが、そこで挙げられた理由は非論理的だと評されている。▼196

この立場を採るにあたり、DSM－5は正式な証拠や、実際に苦しんでいる人々やその担当臨床家からの強迫観念や中毒の報告と整合した症状や行動、兆候などの広範な報告、さらにアメリカ中毒医学協会(ASAM)の何千人もの医学や研究専門家からの正式な提言を無視したのだった。

2011年にアメリカ中毒医学協会は、詳細な公共政策意見をFAQつきで作成し、▼197 議論の余地なく性的行動中毒は本物で、その中毒は根底にある脳変化を示唆する重要な障害であると述べた。ASAMのFAQから引用しよう。

質問――この中毒の新しい定義は、ギャンブル、食べ物、性的行動についての中毒を指しています。ASAMは本気で、食べ物やセックスに中毒性があると思うのですか?

答――ASAMの新しい定義は、中毒を単に物質依存と同じと考える立場から離れ、中毒が報酬をもたらす行動にも関係していることを述べています。この定義は、中毒は機能と脳回路についてのもので、中毒を持つ人物の脳の構造や機能が、中毒のない人物の脳の構造や機能とどうちがうかをめぐるものです。……食べ物と性行動、ギャンブル行動はこの新しい中毒の定義に述べられた、「報酬の病理的な追求」と関連づけられるものです。

ＤＳＭは、当時全米精神医学研究所（ＮＩＭＨ）の所長だったトマス・インセルに批判された。診断を症状だけに基づくものにして、根底にある生理学や医学理論を無視するというアプローチのためだ。症状だけに基づくと、現実を無視した一貫性のない政治的判断が許容されてしまう。たとえばＤＳＭはかつて、同性愛を精神疾患だとまちがって分類していた。

２０１３年にＤＳＭ－５が発表される直前、インセルは精神医学分野がＤＳＭ依存をそろそろやめるべきだと警告した。ＤＳＭの「弱みはその裏付けの欠如だ」と彼は説明し、「ＤＳＭの分類が『金科玉条』として使われるなら成功できない」と述べる。そしてこう付け加えた。「この理由から、ＮＩＭＨは研究をＤＳＭ分類から離れる方向に切り替える」[198]。言い換えると、ＮＩＭＨはＤＳＭのラベル（およびその不在）だけに基づく研究への出資をやめる、ということだ。

ＤＳＭ－５発表以来、何百ものインターネット中毒やインターネットゲーム中毒研究、および何十ものインターネットポルノ中毒研究が発表されている。それらは一貫してＤＳＭ－５の立場を切り崩しつつある。ちなみに、ＤＳＭ－５の立ち位置についてのメディアの関心とは裏腹に、問題ある性的行動についての仕事をしている実務家たちは、そうした問題の診断を続けている。彼らはＤＳＭ－５の別の診断（「他の特定性的機能不全」）や、ＷＨＯの現在の診断マニュアルＩＣＤ－10にあるもの（「物質や既知の生理条件によらないその他の性的機能不全」[199]）を使っている。

この文章の２０１７年版を仕上げるときに、ＷＨＯはＡＰＡの過剰な用心を正した。ＩＣＤ－11は「強迫観念的性行動不全」の診断を採用し、ポルノで苦闘する人々にもふさわしいものができた。▼200だがインターネットポルノの影響を検討したトップクラスの神経科学者は、強迫観念的な性行動は、ギャンブルなど他の行動障害との神経生物学的な類似性に基づき、中毒性障害として分類しなおされるべきだと考えている。▼201

　これで「強迫観念」vs「中毒」の議論にやってくる。中毒分野の外では、ギャンブル中毒、ビデオゲーム中毒、ポルノ中毒は、中毒ではなく強迫観念なのだという、声高な中毒否定論者たちが見られる。これは無意味な主張だ。こうした否定論者に尋ねてみた。「何かを使いたいという強迫観念の神経対応物と、何かへの中毒の神経対応物とはどうちがうんですか?」(神経対応物というのは、障害の根底にある脳回路、神経化学物質、受容体、遺伝子を指す)。

「強迫観念」支持者たちは決して答えられない。というのも脳の水準では、ギャンブル中毒とギャンブル強迫観念とに身体的な差が何もないからだ——どちらも増感に関わる。報酬中枢は一つしかなく、報酬回路も一つだ。行動中毒で見られる中核的な脳変化は、ドラッグ中毒と、ドラッグ使用強迫観念の両方で同じように起こる。こうしたものは、どうレッテルを貼るにしても、中毒性の行動と関連した脳変化だ。見た目と行動と中身がアヒルなら、それはアヒルだ(もちろんそれぞれの中毒は、独自の特徴を持つ。たとえばヘロイン中毒は、全身のアヘン類受容体を激減させるので、それがことさらひどい禁断症状を引き起こすのかもしれない)。ASAMが中毒の定義で述べたように——

— この新しい定義は中毒がドラッグについてではないことを明確にする。それは脳の問題だ。中毒者 —

は、その人が使う物質で決まるのではない。利用の量や頻度ですらない。中毒は、報酬をもたらす物質や報酬をもたらす行動に曝されたときにその人の脳内で何が起こるかにより決まるのである。

▼どこで一線を越えるのか

多くの人は当然の疑問を抱くだろう。「どこからがやり過ぎになるの?」この質問は、ポルノの効果が白か黒かの二者択一だと想定している。[202] つまり、まったく問題ないか、あるいはポルノ中毒か(またはその他ポルノ起因の問題を抱えるか)のどちらかしかない、ということだ。だが、どこで一線を越えるのか尋ねるのは、神経可塑性の原理を無視することになる。脳はいつも環境への対応として学習し、変化し、適応しているのだ。

研究によれば、超常刺激はごく少量でも急速に脳を変え、行動を変えられる。たとえば、健康な若い成人にビデオゲームへの明らかな増感を引き起こすには5日しかかからなかった。[203] このゲーマーたちは(まだ)中毒はしていなかったが、高まった脳活動は、遊びたいという主観的な渇望を反映していた。別の実験では、高脂肪高砂糖の食べ物への無制限アクセスを与えられたラットはほとんどすべて、肥満に至るまで暴食した。[204] ジャンクフードを数日暴食しただけで、ラットのドーパミン受容体は減りはじめた(満足低減)。満足が減ってラットは暴食に走った。

ポルノ利用者はどうだろうか? ドイツの脳走査研究(中毒者を対象にしたものではない)はポルノ消費と中毒関連脳変化、およびポルノへの脳活性化低下とを結びつけた。[205] イタリアの研究は、週に一度以上ポルノを利用する高校三年生16％は性欲低下を経験すると報告している（非ポルノ利用者で低性欲を報告したのはゼロパーセントだ）。[▼206] 結論としては、中毒は目に見える脳変化やマイナスの影響に必須ではないということだ。

性的環境への適応を学ぶ中で、性的条件づけ、増感といった中毒関連の脳変化は連続的に生じる。それは人の脳、知覚、優先順位、性機能さえも変えてしまう。

だからこそ「このビジュアルはポルノに入るの？」「どれだけポルノを見ると中毒するの？」といった質問はピントはずれなのだ。前者は、ギャンブル中毒を引き起こすのはスロットマシンかブラックジャックかと尋ねるようなものだ。後者は、食品中毒者に食事時間の長さを尋ねるようなものだ。実のところ、脳の報酬中枢はポルノが何かを知らない。ドーパミンとアヘン類の上昇を見て、刺激のレベルを記録するだけだ。個々の視聴者の脳とその刺激との謎めいた相互作用が、その視聴者が中毒に陥るかどうかを決める。

▼原因と結果を切り分ける

中毒否定論者はしばしば、問題を引き起こすポルノ利用者は全員すでに既存の問題を抱えていたのだ、と主張する。たとえばうつ、小児トラウマ、強迫性障害などだ。過剰なポルノ利用はそうした問題の結果であって、原因ではない、という。もちろん、一部のポルノ利用者はたしかに既往症を抱えているし、追加の支援が必要ではある。

だが、慢性的な過剰刺激を行わずに中毒に陥る人はいない。さらに、既往症のない若者が過剰な消費を行なっても症状を引き起こす危険がないという想定を支えるような研究はない。[▼207] たとえば、珍しい長期追跡研究は、若いインターネット利用者を長期にわたって追跡した。潜在的な関係要因を調整した結果、「当初は精神健康問題を抱えていない若者でも、病理的にインターネットを使う人」はうつの発症が2・5倍だったとしている。[208]

西側では再現不可能なすばらしい実験が中国で行われている。これは大学新入生の精神健康を計測したものだ。[209] こうした学生の一部は、大学にくるまでインターネットをまともに使ったことがなかった。12ヶ月後、科学者たちはインターネット新参者たちの精神健康を計測した。新入生2000人ほどのうち59人は、すでにインターネット中毒を生じていた。研究者たちはこう述べる。

> 中毒後に、うつ、不安、敵意、人間関係過敏、精神異常について有意に高い得点が観測され、これがインターネット中毒障害の結果だと示唆される。

新参中毒者たちの精神健康得点を、使用前と使用後で比較して、科学者たちは次のような結果を得た。

⦿こうした学生のインターネット中毒前のうつ、不安、敵意は平均以下だった

⦿中毒後（1年後）、そうした次元が……有意に高まり、うつ、不安、敵意がインターネット中毒の結果であって、それに先立つものではなかったと示唆している

そして研究者たちはこう述べる。

> インターネット中毒障害のしっかりした病理学的予測因子は見あたらない。インターネット中毒障害は、中毒者に病理学的な問題を引き起こすようだ。

要するに生徒たちのインターネット習慣が、明らかにその精神的な症状を引き起こしたのだった。台湾の研究者たちは、ティーンが自殺を考えたり試みたりする数とインターネット中毒との間には、うつ、自尊心、家族の支援、年齢層について補正した後でも相関があることを示している。▼210

中国の研究者たちはまた、高リスクインターネット乱用者は明らかにうつの兆候を示すが(無関心、攻撃的な行動、憂鬱、罪悪感)、永続的なうつの兆候はほとんど見せないことを確認している。▼211 つまりその症状は、根底にある既存特性よりはインターネット濫用から生じたらしいということだ。

別の中国の研究は、うつ、敵意、社会不安、インターネット中毒を、12歳と13歳児について1年間隔で2回計測した。中毒になった子たちは、うつと敵意が中毒でない子たちに比べて高まっていた。さらに最初は中毒者だったが1年後に立ち直っていた子は、中毒が続いていた子に比べてうつ、敵意、社会不安が下がっていた。▼212

2017年の調査二つは、指定したインターネットアプリの利用を控えるようにインターネット利用者に求めた。オランダのフェイスブック利用者は、使用を1週間やめただけで、人生の満足と気分が大幅に向上

[213]したが、中国のゲーマーは3〜6ヶ月の禁ゲームで渇望とうつが減った。[214]精神療法家ヴィクトリア・ダンクレーは、インタラクティブデバイスの利用を一時停止した若い患者に同様の劇的な改善が見られると報告している。[215]逆に、ベルギーの研究者たちが14歳少年の学校成績を二時点で計測すると「インターネットポルノ利用の増大は、少年たちの学術成績を6ヶ月後に引き下げた」[216]。

こうした結果は、ポルノをやめて気分、やる気、学術成績、社会不安などで便益を体験した、回復フォーラム会員何千人もが非公式に報告した結果と整合している。激しい症状に続いて目に見える改善が生じていることから、インターネット問題は、既存の障害や特性を持つ人だけに生じるという主張を否定している。

▼誤診されているポルノ利用者はいるだろうか？

勃起障害、社会不安、集中力問題、うつといった症状はかなりちがうものだが、科学文献では共通の知見が得られている。説明した通り、生じる脳変化の一つは脱感だ。繰り返すが、この用語はあらゆる快楽に対する応答性をすべて低下させるというものだ——ドーパミンのベースラインが下がり、ドーパミンへの感度も下がる。脱感の証拠は穏健なポルノ利用者にすら見られている。[217]

ドーパミン低下は以下と関連づけられている。

⦿性行動の減少[218]、元気のない勃起や射精の一因

⦿思い切った行動の減少[219]と不安の高まりと同時に、怒りの過剰反応傾向[220]、それらが社交性意欲の低下をも

たらす
⦿集中力欠如、[221]これは集中力低下と記憶問題の原因となる
⦿やる気欠如、[222]前向きな予想の欠如。これは無気力、[223]先送りにつながり、うつの一因となる[224]

実際、医学生が勇敢にも医師に、薬物利用でドーパミンを枯渇させるのを許容すると、以下のようなことが起こる。

この場合のドーパミン枯渇増大の間、各種の主観的体験が連続的にあらわれては消えた。こうした体験は、マイナスの症状［やる気欠如、感覚鈍化、話ができなくなる、気分低調、疲労、集中力欠如、不安、落ち着きのなさ、恥辱感、恐怖］、強迫観念症状、思考傷害、不安、うつの症状に似ていた［カッコ入りの症状は論文の他の部分で一覧となっている[225]］。

中毒研究者たちは、多くの中毒者の脳内でドーパミンとドーパミン感度低下を計測している。これはインターネット中毒者も含む。[226]

その裏返しとしてドーパミンと関連神経化学物質が適切に制御されれば、性的な魅力の認知、社交、集中力、性的応答性、よい気分がもっと自然に出てくるようになる。多くの男性がポルノをやめて似たような多様な改善を報告するのも、通常のドーパミン信号への復帰で説明できるはずだ。ここでも、速報的な結果を

見ると、ポルノ断ち4週間で、人々はもっと思い切った行動がとれるようになり、外向的になり、良心的で、愛他的で、満足を遅らせ、神経質でなくなったと報告されている。▸227

残念ながら、多くの医療関係者はいまだにポルノ利用がうつ、頭の霞、やる気低下や不安といった症状を引き起こすことはないと想定している。そしてうっかりインターネットポルノ利用者を、インターネット習慣について尋ねることなく、原発性障害を持っていると誤診してしまう。そしてポルノ利用者は、ポルノ断ちで症状がなくなって驚くことになる。

社会はインターネットポルノが男性に本当に何をするかわかってないと思う。みんなポルノはEDと関係あるとしか思っていない。ポルノは男を怯えた少年にしてしまう、ぼくは社交性がなく、うつで、やる気も集中力もなく、不安で、筋力もなく、小声で、人生にまったく制御が効かなかった。男は医者にかかっていろんな薬を処方されているけれど、でも実はポルノが原因で、それが脳と身体に与える影響のせいなんだ。ポルノをやめたら、何年もなかったほどいい気分だ。

✣

ポルノ断ちがぼくの必要としていた抗うつ剤だった。9ヶ月前のぼくは、25歳の大学中退者で、仕事も大嫌いでうつだった。ポルノをやめて数ヶ月後、スーパーパワーが手に入った。初めていろんなことをやった。会って2分で女の子にキスして、別の子のアパートに誘われたり。もううつはないと思う。まだ下り坂はあるけれど、何をする気力もないとか、自殺したいとかいうのはまったくない。

秘訣？ 過去1ヶ月でインターネットは、1時間も使ったかどうか。全部自腹になるけれど9月からはまた大学にも行くことにした。

ポルノ起因の性的問題について言えば、高速ポルノ以前に教育を受けた専門家たちはしばしば、性的な趣味は性的な指向のように生得的なものだと教育されている。患者たちに、ポルノ起因の趣味を逆転させるためやめてみるよう勧めるどころか、もっと過激な治療を提案することも多い。

2012年に専門精神療法家／性科学者の助けを求めた。勇気を出して、療法家に20年にわたる強迫観念的なポルノ利用問題も抱えていることを告げた。でも完全な無理解の壁にぶちあたった。この精神療法家は、それが高い性的欲求(ハイパー性的障害)と逆転不能の性的倒錯(アナルセックスと暴力ポルノ場面)なのだと納得させようとした。この療法家によるとポルノ中毒など存在しないそうで、強力な抗アンドロゲン薬を処方して性欲を抑えようとした。ぼくは女性化乳房など副作用を知っていたから断った。

明らかに医療関係者は、単にポルノをやめればいいだけの若者に、EDや遅漏治療をしている。一日の間に私はこれを語った投稿を二つも読んだ。最初の若者の叔父が精神療法家で、ポルノ起因の勃起障害はあり得ないと告げたそうだ。この若者はそれでもポルノ断ち実験を開始して回復した。もう一人は32歳男性で、注射（ましてバイアグラ）が効かないと、ペニス・インプラント手術を勧めてきた。彼はそれを断り、ポルノがＥＤを引き起こすこともあるという情報を知り、実験して回復した。別の男性も似たような状況に直面した。

医学業界は時代にはるかに遅れている。私は医者に何千ドルもかけた。中にはＥＤ専門の高名な泌尿器科医もいた（何時間もかけて通う羽目になった）。検査に何千ドル、薬にも何千ドル。「ポルノで勃起するということは、頭の中の問題ですな……バイアグラをどうぞ」。医療専門家の一人として「おい、ポルノ見過ぎでも性機能不全は起こるよ」とは言ってくれなかった。むしろ他の説明をあれこれするんだが、どれもＥＤとの関係は証明されず、そもそも私には当てはまらない（たとえば不安、ストレス……でもどっちの兆候もない。食事……でも私は標準体重で食事もバランスが取れている。テストステロン低下……でも低テストステロンはよほど極端でないとＥＤとの関連性は示されていないし、私のテストステロンはそんなに低くない）。

そしてさらに、「性科学者」どもは「セックスに肯定的」であろうと必死で、とんでもなくひどいアドバイスをする。ポルノ利用の潜在的なマイナスの影響を否定するだけでなく、ポルノ起因のＥＤという発想自体を声高にバカにしてみせる。▶228 だから、ポルノとＥＤのつながりを思いつけなかった自分がバカみたいだとは思う一方で、専門家の助言を求めてもポルノはむしろいいものだとしか言われなかった。「みんなやってますよ、普通です……むしろ健全です」。手術による治療の可能性も検討し

た。2・5〜3万ドルかかり、結果は思わしくないという(ペニス再血管化)。その面会の翌日に、この情報にぶちあたった。おやまあ……目からうろこが落ちてホッとした。そしてうまくいく。100%ではないが、劇的な改善が見られ、さらに改善する一方だ。ポルノでオナニーをやめればいいだけだった。まさかだよ。正直言って、専門家だの、この問題のスペシャリストだのに解決策を求めたのに、私が必死で稼いだ金を持っていくだけで、ひどい助言しかくれなかった連中にはちょっと腹が立っている。

どれほどの男性が、古い情報を与えられ、無用な治療を受けているのだろうか? 彼らの脳は、通常の性的応答性に戻るために休憩がもっぱら必要なだけなのか? ポルノ起因の問題からの回復は、慢性的な過剰刺激をあきらめる自然な結果かもしれない。

結局のところ、行動と脳機能とのつながりについての知見から見て、インターネット過剰利用の可能性をまず検討せずに若者に向精神薬を処方するのは無謀に思える。またインターネットポルノ利用に対処せずに、性機能強化薬を処方するのも無謀だ。

第3章 ポルノを絶って人生をとり戻す

過剰の道は叡智の宮殿へと続く――ウィリアム・ブレイク

回復による便益として報告されるものは多いが、最大の贈り物は自分の人生の制御を回復することだ。回復したポルノ利用者はこう述べる。

だれが何と言おうと、ポルノをやめたくらいで自信と能力の神様にはなれない。とはいえ、最初の数ヶ月は本当にそんな気分だった。やめると、人生の制御がもっと効くようになる。思春期から成人への移行にちょっと似ているな。自分の最も原初的な本能について、衝動的にふるまうかわりに、自制とマインドフルネスを学べるようになる。それが人生のあらゆる部分にあふれ出て、人生の決断が完全に自分次第となる。

500日前にこれを初めたときには、集中できなかった。何か目標に専念できるのは、せいぜい1週間。休みが一日あれば、いつも怠惰な耽溺でそれを無駄にしつつ、もっと有意義な時間の過ごし方があるのは十分に承知していた。いまや平然と週に50〜60時間働ける。いまや定期的に運動して続けられる。いまやこれまでにないほどの交際をしている。やっと自分のパートナーを、たまにただの欲望の対象としてではなく、他の人間として扱えるようになったからだ(いまや自分の欲望なんて、自分で思っているほど重要ではないのが実地にわかる)。いまや、もっとマシになりたいと願っているだけでなく、絶えずそれを実践している。

制御を取り戻す第一歩は、あらゆる人工的な性的刺激から、数ヶ月にわたり脳を休ませることだ。関心を現実生活に向けよう。これはいろいろな影響があるが、特にあなたの症状が、ポルノの慢性過剰消費なのか、それとも他の問題なのかを切り分けるのに役立つ。

理想的には、長期のタイムアウトで次のようなことができる。

⦿脳の報酬回路の感度を回復し、日常的な喜びを再び楽しめるようになる
⦿使わずにはいられなくする「すぐ手に入れたい!」脳経路の強度を下げる
⦿意志力回復(脳の前頭葉前部の強化)
⦿ストレスの影響を減らし、激しい渇望を起こさないようにする

次にそれを持続させよう。というのも「今すぐポルノが見たいぞ！」経路の発火頻度を減らし——そしてやめる——には、何ヶ月も、ヘタをすると何年かかかるからだ。

これを「再起動」と呼ぶ人もいる。ポルノなしの人生で自分がどのような人物かを再発見するやり方だ。発想は、人工的な性的刺激を避けることで、脳をいったん止めて、再起動させ、それを元の工場出荷状態に戻し、落ち着かせることだ。

この例えは完璧とは言えない。コンピュータのハードドライブを消去する場合とはちがって、何か「復帰時点」に戻ったり、データを全部消したりはできない。だが多くの人は、脳をポルノやポルノ妄想、ポルノ代替物から10分くらい休ませることで、ポルノ関連問題を逆転させることはできる。そして、この例えがプロセスの有益な一部となることも多い。結局のところ、ポルノ中毒の問題行動や症状は、物質的なものだ。脳の構造に刻み込まれている。行動を変えることで、その構造も変える。やがて新しい生き方が脳機能の変化に反映される。

試行錯誤を通じて、再起動者たちはフェイスブックや出会い系アプリ、エロサイトを画像探しでサーフィンするのは、アル中がライトビールに切り替えるようなものだということを知った。かえって有害なのだ。結局、人工的な性的刺激は、脳がこれまでのポルノ利用と同じ形で使えるものすべてを含む。ビデオチャットサイトのエロチックな出会い、セックスチャット、官能小説、出会い系アプリ、ポルノシナリオの妄想……もうわかるだろう。

狙いは、スクリーンを介さず現実の人々とのつきあいで喜びを求め、人生と愛に対する欲求を高めることだ。当初、脳は現実の人間なんかそんなに刺戟的だと思わないかもしれない。だが脳のポルノ経路励起を一貫して拒絶すれば、優先順位は次第にシフトする。

ぼくは実際、ポルノサイトを訪れることさえせずに丸6ヶ月も絶てた。次に見たときには、ポルノというのがえらくわざとらしくて大げさで驚いた。それ以来、もうポルノを見たいとは思わない。ポルノとセックスの関係は、フェラーリの写真を見るのと実際に運転する差と同じだ。

昨日、会議から帰ってきたときには心身ともに疲れ切っていた。だが今回は、まったく予想外の内なる予備エネルギーが見つかった。セックスはすばらしく、情熱的で、信じられなかった。また20歳に完全に戻ったような気分だった。5年にわたり、こういうときにはセックスするには「疲れすぎ」だったが、いまや問題は妻に魅力を感じなくなったことではなく、しょっちゅうポルノでシコって性エネルギーを無駄にしていたことだったのがわかる。

当初、再起動プロセスは大変だ。渇望を起こして要求したブツが素直に差し出されないと、脳はひどいかんしゃくを起こしかねない。だが自由を得るには、それを通常の感度に戻らせて、中毒経路をすべて弱める必要がある。それができてやっと、自分で自分の優先順位を決められるようになる。

ある人物はそのプロセスをこう描く。

脳からある快楽の源を取りのぞくと、テーブルの脚を一本取ったようになる。全体がぐらぐらして不安定になるんだ。脳には二つの選択肢がある。一つは、そのテーブルの脚を元に戻させるよう「奨励」するため、思いつくあらゆる方向でこっちを苦しめることだ。もう一つは、そのテーブルの脚が本当になくなったことを受け入れ、それなしでバランスを取る方法を考案することだ。もちろん、まずは最初の選択肢を試す。やがて、どうやら脳はバランスを取り戻すようで、最初の選択肢をあきらめ、完全に後者で成功する。

本章では、再起動者がお互いに教え合う標準的なアドバイスから始めよう。それから、いちばんありがちな再起動のハードルと落とし穴を見る。最後に、よく見られる質問にいくつか答えよう。

脳も歴史も状況もいろいろだという点はお忘れなく。万人に効く魔法の手法は存在しない。自分の脳を再訓練するのに役立ちそうなアドバイスを自分で選ぼう。「このやり方でいいんだろうか？」というのにあまりこだわらないこと。自分の再起動の長さやパラメータを決めるのは自分だし、それは自分の目標と現状次第だ。多くの再起動者（ポルノ起因のＥＤがない人）は通常、１００日または3ヶ月を目指し、それをもっと短い途中の目標に区切る。ＥＤ持ちはときにずっと長い期間が必要だ。

再起動は自分の実験室だ。自分の計画で、求める結果が得られないなら調整しよう。あるアプローチが成功しているかわかるまでに、しばしば数ヶ月かかることには留意しよう。だからポルノドカ食いに逆戻りしたのでない限り、少なくとも選んだ道を2ヶ月ほどは続けてみよう。

これをやって学べることには驚かされる。いまや「知識は力なり」という格言が完全に理解できる。いったん何かがうまくいってそれがどう自分に影響するかわかると、望む変化を引き起こすだけの意志力を喚起するのはずっと易しくなる。

知ったかぶりの人に忠告。再起動は、ポルノ問題を抱えていた人が将来は安全にインターネットポルノに戻れると保証するものではない。多くの人は、これで後悔する。勃起が回復したからポルノやポルノ代替品を使っていいんだと思い込んで、やってみたらひどい症状がぶり返してしまうのだ。

▼推奨される提言

以下に、回復フォーラムでいちばんよく見かけるアドバイスをいくつか挙げよう。

アクセス制限

●ポルノをすべて削除

デバイスからあらゆるポルノを削除しよう。つらいかもしれないが、この行動は脳に、変わろうという意図が強靭だということを伝える。バックアップも消してゴミ箱も空にしよう。またポルノサイトのブックマークやブラウザ履歴も消そう。ある男性は、絶対に手放せない「家宝ポルノ」があると主張した。そこでそれをディスクに焼き、包装し、ガムテープでぐるぐる巻きにしてコカコーラ製法の独占レシピのように厳重に封印して、それを手の届かない場所に保管した。ポルノ中毒から回復したら、彼はすぐにそれを捨ててしまった。

●家具の配置換えをしよう

ポルノ利用と関連づけられた環境的なキューは、強力な引き金になる。それが増感した経路を発火させるからだ。ドラッグ中毒は、かつての利用と関連した友人、地域、活動を避けるよう言われる。

自分自身を避けたり引っ越したりはできないにしても、何かしら変化を加え、その新しいしつらえではポルノを使わないよう配慮できる。たとえば、オンラインデバイスはあまりプライベートでない、ポルノ利用とは関係しない場所でしか使わないようにしてみよう。「オナニー椅子」を捨てたり、あるいは単に家具を動かすだけでもよいのでやってみよう。

アパートを模様替えしたらすばらしかった。かつてのしつらえで行なったのと同じ連想がまったく出てこないからだ。すべてを50～60センチほど動かして角度を変えるだけで、自分の連想を取り巻くエネルギーが変わるので不気味なほどだ。

他のアイデア

私はデスクトップマシンを片づけてしまった。これは長年オナニーに使ってきたマシンで、フィルタリングが最もあてにならない。ポルノで時間を無駄にする以外に使っていない。やるべきことはすべてラップトップでこなせる。

机をスタンディングデスクにしたら、これが自分の惨めなインターネットブラウズ習慣に奇跡のような効果を発揮した。椅子に安楽にすわっていないので、コンピュータ利用は好き勝手なものにはならず、やらねばならないことだけに限られるようになった。

ポルノブロックソフトや広告ブロッカーを導入しよう

ポルノブロックソフトは完璧ではない。スピードを落とさせるためのスピードバンプみたいなものだ。自分が本当はやりたくないことをしようとしているのを認識するだけの時間は与えてくれる。回復初期、自制心が回復する以前には、ブロックソフトはかなり役立つ。やがては不要になる。無料ポルノブロッカーとしては以下のサイトがある。

⦿ Qustodio – http://www.qustodio.com

◉K-9 – http://www1.k9webprotection.com
◉Esafely.com – http://www.esafely.com/home.php
◉OpenDNS – https://www.dnsfilter.com//

OpenDNSなどのウェブフィルタサービスは是非ともお奨めしたい。特に、新しい設定が反映されるまでに3分の待ち時間を必要とするヤツがいい。これだと、自分が誘惑に負けても、その3分で自分が本当はそんなことを望んでいないのに気がつく余裕ができて、設定を解除できる。あらゆるセックス、デート、ブログ類をブロックしよう。Tumblrはかなり小ずるいので、野放しにしてはいけない。

注＝ビデオゲームが好きなら、ポルノブロックソフト使用はちょっと面倒だ。脳は障害物を迂回する方法を見つけることでドーパミン刺激を得ている。何の気なしに、ポルノブロックソフトをただの探索の一つとして扱ってしまいかねない。これが起きたら、ポルノブロックソフトは削除して、以下の排除訓練などのアプローチを試そう。

いずれにしても、広告ブロッカーは使ってみよう。そうすれば、休暇の計画をたてたり、ビタミン剤を注文したりするときに、サイドバーに怪しい画像が出てきたりしなくなる。多くの男性は、誘惑を斥けるのに広告ブロッカーがきわめて有力だとしている。「AdblockPlus」は無料だ。

日数カウンターを使おう

各種のフォーラムは、無料で日数カウンターを提供している。投稿の下に、目標の進捗状況を示す棒グラフが出て、自動的に更新される。人によっては自分の進捗をビジュアルに追えるのがとても満足できる。カウンターの評価はわかれる。危険なのは、ポルノ利用に逆戻りした場合に、自分の日数をゲームポイントみたいなものだと考え、日数が下がってしまったことをしばらくポルノを使う口実にしてしまうということだ。というのも「これならあまり貯めた日が減らないから」というわけだ。こうした暴食は、単発的な出来事よりも進歩をダメにしてしまうから、日数カウンターを導入したら長期的な見方をしよう。全体的なポルノ断ち日数に満足しよう。

最終的に重要なのは日数ではなく脳のバランスだ。脳は決まったスケジュールですべて元に戻るわけではない。そして脳は確かに再起動に時間が必要だが、蓄積した日数だけで話がすべてではない。脳のバランスは運動、人づきあい、自然の中での時間、自制心増加、自分への配慮、瞑想などからも好影響を受ける。

長い日数目標を設定するかわりに、小さな目標をいくつか設定する手もある。そうすれば、はるか遠くの目標にじりじり這い寄る中で、繰り返し達成感が得られる。

排除訓練(万人向けではない)

パブロフの犬をご記憶だろうか? ご存じないかもしれないが、パブロフはベルの音で犬によだれを垂らすように教えただけではない。のちに、ベルを鳴らしても肉を与えないのを繰り返すことで、よだれを止めるようにも教え込んだのだ。

このプロセスは「キュー排除」と呼ばれる。刺激と習慣化した反応とのつながりや経路を弱めるのだ。一部のポルノ利用者はこの同じ原理を使って自制心を強化した。

[年齢16歳] 毎回パソコンに向かうとポルノウェブサイトを開く。サイトを開いたら、それを閉じて自分の意志力を試す。最初の2週間が最もつらくて、自分でもなぜ乗り切れたのかわからない。30日後に、自分がポルノを忘れかけているのがわかった。今日では90日にわたり断ってきて、ポルノのことはほとんど考えない。生まれ変わったみたいだ。この3ヶ月、何度か自慰はした(五回ほど)。でもポルノは見ていない。ポルノ断ちは、すべてのティーンがときどきやるべきことだ。

ポルノサイトを見ただけでポルノをドカ見してしまうから、排除訓練(ときには曝露《ばくろ》反応防止セラピーと呼ばれる)はリスクが高すぎると思うなら、まず意志力を強める間接的なアプローチを試してみよう。運動(あるいはその他各種の有益なストレス活動)や瞑想はいい方法だ。どちらも以下で論じる。

支援

フォーラムに参加してアカウンタビリティ・パートナーを見つけよう

他の人もポルノ断ちを試しているオンラインコミュニティに参加すると、勇気が得られるし、グチをたれる場もできるし、他人を助けて得られるよい気分もわかるし、進歩を加速する新しいヒントも得られる。

この戦いに一人で挑まないこと。最終的には自分を成功に押しやるのは自分だけだけれど、オンラインコミュニティは、最低のところに落ち込んだときに、あのちょっとした追加のやる気を与えてくれる。

NoFap.comやRebootNationといったサイトは、アカウンタビリティ・パートナー探しの手助けもしてくれる。これは自分とだれか仲間が、匿名性でもっと深く支えあえるようにする方法だ。一対一の支援はまちがいなく一部の人には有益だ。

アカウンタビリティ・パートナーやフォーラム参加の双方の欠点は、それがオンライン活動だということだ。問題あるインターネットポルノ利用はインターネット上のものだから、オンラインの時間は増やすより減らすべきだ。ほとんどの人は、回復の最初の段階でフォーラムが有益だったという点は合意するが、やがてそれは、現実の生活を避ける口実になってしまった。その点までできたら、一部の人は自分を力づけてほしいときにだけフォーラムをチェックするようになる。

中毒には社会的な文脈があるし、回復も同様だ。サポートと認知をオンラインで見つけるか、オフラインで見つけるかは、それをとにかく見つけることに比べれば些末なことだ。

セラピー、支援グループ、医療

今日のオンラインの性的新奇物がパートナーとの性的な応答性を変えてしまえるのを理解していて、行動中毒は他の中毒と同じくらい本物だと理解している人であれば、セラピストはとても有益な存在になれる。中にはポルノをやめようと苦闘している人々の支援グループを運営している。またオンラインでもオフラインでも、自前の12ステップ脱中毒グループがある。

子供時代のトラウマや性的虐待、家族問題など他の問題でも苦しんでいるなら、情動的な共感がむずかしくなるから、よいカウンセラーが優れた投資になるはずだ。

ここでも、もし自分が強迫性障害を持っていると思うなら、ポルノをやめようとするときに、禁断症状の不安を和らげるために投薬が必要かもしれない。医者にかかろう。強迫性障害に苦しんだ人はこう証言している。

> 抗うつ剤は本当に役に立った。ぼくの尻をけとばして、自分の状況を肯定的に見て、それにあまり囚われすぎないように強制してくれた。

日記をつけよう

自分の進捗を記録しよう。再起動はまっすぐな過程ではない。よい日もあれば、悪い日もあり、悪い日には脳が、まったく進歩がないし今後も無理だと説得しようとする。日記で以前の記録を読み返すと、すぐに状況をもっと相対化できるようになる。

渇望がひどいときには日記を読み返して、もういまさらやめるには遠くまで来すぎたことを確認する。他の人に読まれたくなければパスワードをかけておこう。

日記は、他人に言うのが不安なことのはけ口を与えてくれる。あるいは、そうした話を匿名だが公開のオンライン日記で共有してもいい。各種のフォーラムは無料で日記を書かせてくれる（NoFap.com, Reboot Nation.org, YourBrainRebalanced.com）。日記の記述に基づいて、仲間とお互いに支援とアドバイスを与え合える。

▼ストレスを抑え、自制心と自分のケアを改善

運動や有益なストレス活動をしよう

再起動者が試す各種の技法のうち、運動が最も普遍的に便益をもたらすようだ。衝動からの気晴らしとしては最高で、自信と体力もつくし、40歳以下の男性だと勃起機能の改善にもつながる。[229]

運動は確実な気分調整になる。科学者たちは、それが中毒を和らげる助けになるという。急激な運動はドーパミン濃度を上げるし、定期的な運動はドーパミンや関連調整機構の持続的な増加につながるからだ。[230]これは回復中の中毒者たちが、脳が再起動する前に襲われる慢性的な低ドーパミン信号に対抗する助けとな

▶231る。二人のコメントを紹介しよう。

> 腕立て伏せの重要性はいくら強調しても足りないほどだ。いつでもどこでもできるし、しっかり20回やるのに30秒かそこらしかかからない。心拍数があがって、身体の注意をほぼ即座にあの衝動から逸らしてくれる。衝動がまだ続くようなら、数秒間隔でもう何セットかやって、腕がもげそうになるまでやるんだ。

> ウェイトトレーニング。役に立つ。恥ずかしいなら、フリーウェイトではなくマシンを使おう。機械の使い方がわからなければジムの職員が教えてくれる。

運動は「有益なストレス因子」と呼ばれる。つまり、自分のシステムに軽いストレスをかけると、身体は元気になった気分を高める形で応答してくれるのだ。一部の再起動者は、有益なストレス因子は快楽に対する脳の感受性をリセットしてくれると報告している。運動や断続的な絶食、毎日の冷水シャワーなどの背後にある生理学を理解するにはwww.gettingstronger.org を見よう。

冷水シャワーはかつて、男らしさの古くさい理論家の旗印としてバカにされてきたが、冷水シャワーを毎日浴びるのは、意志力低下と感情的な均衡の回復へのすばやい道を求める多くの人々から熱烈に支持されている。冷水シャワーは、うつの医学的治療法として提案さえされている。▶232

81日目で、できる限り冷たいシャワーを浴びている。逃げ出そうという欲求は強いけれど、抵抗して、シャワーから歩き出るときには世界の王者になった気分だ。

大事なのは、自分にあうものを見つけることだ。冷水シャワーで気分がよくなって、コンピュータ前で猫背でオナる無駄な時間の誘惑が弱まるなら、それは有益だ。特に禁断症状で苦しんでいるときにはいいかもしれない。何事もやりすぎはよくないが、それは言われるまでもないだろう。

外に出よう

研究者たちは、自然の中で過ごすと脳によいことを発見している。創造性や洞察、問題解決能力が高まるという。[233] 再起動者もこれに気づいた。

テクノロジーから離れて自然環境の中にいると、何かきわめて強力なものがあって、再配線が加速されるというのが私の体験だ。

都市で暮らしているなら、公園を散歩しよう。シェフィールド大学の研究者たちによると、静謐で生きた環境は人間の脳機能にプラスの影響を及ぼす。[234]

外に出て自然の光に照らされ、新鮮な空気を吸おう。人間は、年がら年中光る長方形を眺めてエアコンの循環空気を吸うようにはできていないんだ。

人づきあい

人間は部族的な一夫一婦制の哺乳類として進化した。脳は自分では気分を容易に統制できない。少なくとも長期的には無理だ。孤立すると不安になったりうつになったりする(あるいは中毒で自分に投薬する)のが普通だ。

同様に、人とのつながりは地球で得られる最高の健康保険の一つだ。コルチゾールというホルモン低下を助ける。このホルモンは、ストレス下で免疫系を弱めかねないのだ。心理学者／神経科学者ジェームズ・A・コーアンは『ニューヨーク・タイムズ』で「自分を統制してくれるだれかがそばにいてくれると、自分自身にとっても損傷がずっと減る」と語る。▶235

回復中の利用者が、習慣的な「たしなみ」から注意を逸らすと、報酬回路は他に快楽の源がないか探し回る。やがて、進化が定めた自然報酬を見つける。本当の伴侶、自然の中での時間、運動、達成、創造性などだ。そのどれも渇望を和らげる。

反社会的な気分なら、単純なことから始めよう。

まるで脅威を感じさせない人々に囲まれている状況に慣れるための場所はいろいろある。図書館や書店で本を読んだり、雑誌をもってカフェや公園のベンチに行こう。あるいは外で長い散歩をしよう。こうしたもので内にこもらずにすむようになり、社会の一員のような気分になれる。

✣

毎回居心地が悪くなるたびに、ちょっと笑うんだ、ハッハッハ。それが効く。

✣

ネットワーキングの会合やクラブなどで出会った人と人間関係を構築している。週に一度、ボランティアのカウンセリングもやって、毎日まったく知らない人に、少なくとも一つ「特に意味なく親切な行為」をするようにしている。これはまちがいなく、多少のバランスをもたらすのに役立つ。

他に簡単な選択肢としては、決まった構造を持つ会合に出ることだ。たとえばトーストマスターズや踊りのレッスンなどだ。

何を選ぶにしても、出会う人と目をあわせるようにしよう。まず高齢者から始めよう。ゲーム気分でやろう。毎回、得点が改善するかやってみよう。そこに微笑、会釈、口に出す挨拶を加えよう。やがて自分の自然なカリスマが自動的に働くようになる。

瞑想、リラクゼーション技法

日々の瞑想は、禁断症状のストレスと格闘する人々にとって、きわめて気を静めるのに役立つ。研究によれば、理性の部分、前頭葉前部が統制を維持するのにも役立つとのことだ。▶236

フォーラムメンバーは瞑想についてこう語る。

聞いた話だと、中毒を断とうとか思わないほうがいい。むしろ瞑想を学ぼう。瞑想すれば心が強くなり、中毒も弱まる。ポルノについて考えることが大幅に減った。

一貫して瞑想したら、ポルノを捨てねばと知っている脳の一部(前頭葉前部)の影響力がずっと高まった。そして定期的に瞑想しないと、言い訳を思いつく心の部分がポルノを退屈しのぎやストレス対処に使おうとして、それがずっと説得力を持つ。どうやらポルノを克服しようという戦いは、脳の中で文字通り合理的な計画機能と、もっと感情的で応答的な部分との戦いらしい。

クリエイティブ活動、趣味、人生の目的

最初の数週間は主に気を逸らせる戦いとなる。ある再起動者は、新しいことを探索して学習することでちがう形の暇つぶしをするのが重要だと説明する。

これまでの暮らしと同じライフスタイルのままで何か変わるなんて思っちゃいけない(つまり朝起きて、ちょっと仕事をして、ウェブサーフィンして、もう少し仕事をして、ウェブサーフィンして、NSFWサーフィンして、またちょっと仕事、ウェブサーフィン、という具合)。意識的に努力しないと、そのパターンが魔法のように消えたりはしない。

脳が感謝してくれるはずだ。そしてちょうど新しいことの学習と同様に、創造性は気晴らしにもなるし、本質的に報酬となる。何か重要なことを達成するという期待ができるからだ。

ぼくは音楽が好きで、ポルノ断ちは音楽の創造力と、音楽を聴く楽しみも高めてくれた。やめてから過去数ヶ月で、頭の中でおそらく20曲くらい「作曲」した。またやめてから、ジョークや会話でもずっと創造的だ。いきなり、会話が音楽演奏みたいに感じられる。大学で即興クラブに入って、これがどこまで行くのか試そうと思う。もう舞台でのパフォーマンスが恐くない。むしろワクワクする。

✣

私は作家で音楽家だが、ポルノに引きこもったので過去数年はアートを脇に押しやってしまった。自分が言葉を紙に書いたり弦で音を演奏したりできないのは、作家スランプだと思っていた。だがこの旅路を始めてから、3曲を作曲して、4曲目もだんだん浮かびつつある。

多くの人は再起動に伴って、新旧問わず趣味を始めたと報告する。二人のコメントを述べよう。

——料理と調理を始めた。気晴らしにいいし、楽しいし、終わるとごほうびがある。——

——ヨガで家から出てストレスを解消できる。美女も大量にいる。すっげえ美女。うーむ、女性だぜ。——

✣

「空っぽ」のドーパミンハイを引き起こす活動は抑えよう。たとえばひんぱんで強烈なビデオゲーム、ジャンクフード、ギャンブル、フェイスブック逍遥《しょうよう》、インスタグラム、ツイッター、ティンダー、無意味なテレビなどだ。短期的な報いは小さくても、永続する持続的な満足を生む活動に目を向けよう。よい会話、作業場所の整理、抱きしめ合い、目標設定、誰かを訪ねる、何かを作ったり庭いじりをしたり、といったものだ。要するに、絆を感じさせたり、長期的な目標に向けて後押ししてくれたりするものならなんでもいい。

インターネットポルノのような強力な気晴らしは、退屈、苛立ち、ストレス、孤独に対する自分なりの薬の一種だったりする。だが本書を読んでいるなら、おそらくは超常的な刺激による気晴らしの慢性的な利用が、目標や健康を犠牲にしかねない、ファウスト的な取引だというのに気がついているはずだ。

気分がよくなれば、それだけ自前の薬はいらなくなる。身体を引き締めて健康な食事を学ぶのが出発点だ。何千年にもわたり、人間は今日の薬物なしに脳のバランスを維持するという課題と格闘してきた。多くの人が洞察に満ちた、示唆的な解決策を残してくれて、それがいまやインターネット経由で万人に提供されている。車輪を発明しなおす必要はない。探し回ろう。大きく考えよう。時間をかけて人生哲学を編み出そう。それを行動に移そう。

▼態度、教育、心の支え

無理をせず自分をいじめない

比較的楽に再起動する人は、ユーモアのセンスを忘れず、自分の人間らしさを受け入れ、セックスは大好きだが自分のセクシュアリティは尊重し、やがて新しいノリへと自分を誘導する。自分をいじめぬいたり、陰惨な考えで自分を追い詰めたりしない。

セックスは根本的な衝動だし、日常ポルノ利用という強烈な刺激をあきらめるのは、脳にとって大きな変化だ。なるべく楽にこの変化を乗り切ろう。しくじっても自分を許そう(でもドカ見はなるべく避けよう)、そして進み続けよう。スノーボードやサーフィンのことを考えよう。柔軟でいよう。この点で、問題あるポルノ利用の治療において、受容とマインドフルネス療法が有望だ。▼237

自分の脳内で起きていることについてもっと学ぼう

再起動者の科学知識はどうあれ、一般にどうして自分がいまの状態になり、どうやって方向を変えられるか学ぶのを重視する人が多い。

脳内で何が起きていて、何がそれを引き起こしているか知るだけで、解放感が得られる。心が自分を騙す手口の小ずるさは異様なほどだ。この新しい知識があれば、何が起きているかわかって、手遅れになる前に対処できそうだ。

私が作ったサイト、www.yourbrainonpornは、関連科学の集積場だ。そこのリソースは、素人によるわかりやすい記事やビデオから、行動中毒とポルノの性的応答性変化についての大量の医学論考や論文まで様々だ。

意欲を保とう

再起動はかなりの負担だから、定期的、毎日のように意欲を与えてくれる源泉を見つけると有益だ。励ましをたくさんもらえるオンラインフォーラムによく通うかもしれない。お気に入りの哲学者やスピリチュアル書で、気持ちを落ち着いて高揚させられるかもしれない。

ぼくのお気に入りは、達成したい目標を選び、その実現に向けて採るべきステップを決め、どんな気分だろうとそれをやれ、と書いた本だった。ぼくはもっと社会生活を改善したかったから、乗り気でないのに大学のクラブに入った。専攻課程のために、乗り気でないのに学術クラブに入った。気乗りしないのに同級生と会話をした。乗り気でないのに、あるのを知ったパーティーにでかけた。乗り気でなかったけれど、誘われたらいっしょに酒場に行った。本当に不安だったのに、女の子たちにデートを申し込んだ。すごくつらかったけれど、やがて本当にすごい友人仲間ができた。
またあちこちのフォーラムから引っ張ってきた、意欲を与えてくれる回復の自己報告も。

▼再起動での困難

禁断症状

我々の文化は、今日のポルノが持つ掛け値なしの身体中毒性をなかなか認めてこなかった。それもあって、禁断症状の激しさは、やめた人々にとってかなりの不意打ちになる。

禁断症状サイテー。もっとみんなちゃんと話すべきだ。みんなこれで失敗するんだから。脳の報酬中枢が、懇願し、恫喝し、処罰し、拝み倒し、言い逃れしてポルノが必要なんだと説き伏せるのが禁断症状だ。禁断症状は苦しいし、身体的にも、精神的にも、感情的にも苦痛だ。震え、身震い、冷や汗、変な場所の変な痛み、やめるときの頭の霞、そして脳としては、無害なポルノ一発でこういう不快感が全部消えるよ、と言いたいわけだ。禁断症状中は、鼻炎を起こした感じで、本当に歯が痛くなった。鼻炎なんかじゃなかったし、虫歯もなかったけれど、脳はどこかの水準で気分を悪くさせようとして、ポルノによるリリースさえあれば気分をよくしてやる、と言いたがっていた。

あらゆる中毒で、利用を断つと、本当に現実の神経化学的な事象が引き起こされる。通常、これらは誇張されたストレス反応と、世界はその欠けた刺激物がないと絶望的なまでに灰色で無意味だ、という強力な感覚となってあらわれる。最初の2週間がいちばんひどいことが多い。

この挑戦に乗り出そうとするときの真実を教えてあげよう。無理だ。少なくとも、毎日のようにそう考えてしまうし、それがあまりに真実味を持つから、もう耐えがたくなる。禁断症状の感情的な起伏を経験する。歩いたこともない男が高い山を登ろうとするようなものだ。最初は不可能に思える。でも毎日少しずつ歩くのを増やせば、筋肉、つまりは意志力が高まり、できるようになる。だから一日ずつ克服しよう。自分のやっていることを、X日にわたってやめる戦争を戦っているとは思わないこと。そんなことをしたら、手に負えないほど大ごとに思えてしまう。自分がやっていることは、「断る」を一回だけやっているんだ、ということに気がつこう。衝動が高まったら、「いやだ」と言って、枕に顔を伏せて怒鳴ろう、内面で怒鳴ろう、そういう考えを投げ捨てよう、気晴らしをしよう、ポルノがなければどれほどのことができたか、振り出しに戻って、やりなおして、ここまで来られなければどれほどのものを失うか考えよう。その衝動に好き勝手させちゃいけない。それだけ。X日にわたり絶えず意志力を発揮するんじゃない。ちょっとしたライフスタイル変化、いきなり欲望がわき上がってこっちを征服しようとしたら、静かに「いやだ」と言うだけ。

感情の起伏は、しばしば何かが変わりつつあるという最初の兆候だ。

いまの私の脳はシーソーみたいだ。最高だった一日が、ものの数時間で自殺したくなるほどのものになる。耐えるのはなかなか大変だけれど、何かが自分を直そうとしているという確認にもなっている。

やがて、彩りが戻り、熱意も戻り、安定が訪れる。TEDxトーク「快楽の罠」で、心理学者ダグ・ライルは食べ物に対する渇望を、一定期間の絶食やジュースだけの食事で逆転させる過食者たちの例を挙げている。過剰刺激を除くことで感受性を高めるという同じ原理は、あらゆる自然報酬に当てはまるし、これはインターネットポルノでの自慰も含まれる。

ポルノ利用者によっては、禁断症状の苦しみがあまりない。逆に、きわめて激しい人もいる。26歳の長期ポルノ利用者はこう報告する。

最初の週は、想像もできないほど最悪の不眠症になった。最初の6日間はまったく眠った記憶がない。心の中では、海軍特殊部隊の地獄の訓練週間ですらこれよりマシに思えた。その後の数週間で、事態は少しずつ改善しはじめたけれど、本当に目に見えてよくなってきたのは3ヶ月ほどしてからだ。物事をやるエネルギーが出てくるようになった。

一部の人は、禁断症状がこれほど苦しいとは思ってもいなかった。

大規模なポルノ問題があったわけでもないので、得られる便益もわずかだろうと思っていた。でも中毒がないつもりなら、やめてみて何が起こるか試してみよう。ぼくの場合、かなりキツイ禁断症状がしばらくあった。1ヶ月は続いたな。何かが明らかに、神経化学的に深く作用していた。24時間の間に、一種のきらめくほどの激しい多幸感に続いて、死にたくなるほど陰気な暗さがやってくる。1ヶ月くらいして、目に見えて自尊心が高まり、物事が落ち着きはじめた。人々もいい接し方をしてくれるようになった気がするし、ボディランゲージが改善して、職場でも冗談をとばし、人生のよい面が見られるようになった。

ありがちな禁断症状は、苛立ち、不安、パニックさえある。突然の涙、落ち着かなさ、無気力、頭痛、頭の霞、うつ、気分の揺れ、孤立したい気分、筋肉の緊張、不眠、ポルノを使いたいという激しい渇望だ。

感情的なことが重くのしかかる。うつ、変な不安、無価値だという気分。これまで自分が格闘してきたものすべてだ——それがいっぺんにくる。最悪の日の10倍ひどい代物だ！　そしてもちろん、やたらにムラムラする。本気で自分の妄想を抑えるようになる。そうしないと、気分が悪くなるから。

それほど一般的ではないが、よく見られる症状としては、頻尿、震え、吐き気、胸が詰まって息苦しくなる、絶望、赤面、火の前にいるのに悪寒、過食、食欲喪失、これまでになかった淫夢、トイレでの精液漏出、睾丸の膨満感、圧力、痛み（冷水が役に立つ）などがある。

妊娠した13歳少女みたいな気分の上下。キレイな木を見たら、それについて涙を流してしまう。人間との接触を求める強力で満たされない思い……それなのに、実際に人と接触するのがやたらに恐い。満たされない食欲……24時間でホールのケーキを丸ごと食べ尽くしそうになった。オレは短気なんだこの馬鹿野郎が！　ｗｗｗｗこんな気分のときには他人にひどい接し方をする。これが最悪の症状。

禁断症状でもう一つ苛立たしいのが、回復は線形ではなく一進一退だということ。人によっては、最初の2、3週間しかひどい禁断症状は感じない。人によっては、何ヶ月も散発的に禁断症状が出る。これは非公式には「ポスト強烈禁断シンドローム」またはＰＡＷＳと呼ばれる。

このクソに絡んだ精神的疾病に苦しむ人たちにちょっと希望を与えたいと思ってね。１年半以上、ぼくは何事にも喜びを見出せなかった。いまや、昔と同じように音楽について感じはじめている。見知らぬ人との会話も、それに伴うコミュ障に苦しまなくても普通に楽しめるようになった。

要するに、過去2年でひどい目にあってはきたけれど、本当に改善してきた。これは本当に明らかにPAWS、つまりポスト強烈禁断シンドロームだ。絶対まちがいない。症状の「一進一退」な感じ、回復ののんのすごぉぉぉい遅さ、症状そのものも。

よい日はだんだん増えているけれど、脳が完全に通常に戻るまで、悪い日もずいぶん続くはずだ。自分の進捗を、他人の回復期間と比べるのは賢明ではない。脳のバランス回復に、普通より長くかかる人もいるのだ。

性欲喪失(フラットライン)

ある若者はフラットラインについて「だれでも耐えるしかないが、決して口にはしない死ぬほどきつくて謎めいた参入儀式」と評した。ポルノ起因のEDを持つ男性の標準的な禁断症状だが、やめたときにEDがなかった人にも起こる。この一時的な影響についてはすでに触れたが、さらに言うべきことはある。フラットラインの典型的な描写を以下に挙げよう。

数日にわたり脳がかんしゃくを起こしてから(渇望)何週間もフラットラインに入った。基本的には、女の子、セックス、すべてについて完全に無関心になってしまった。ポルノ野獣からの小さな声が心の奥底でせっついてはいたけれど、おおむねとにかく気にしなかった。そしてペニスがまったく生気を失いしぼんでいた。ぼくの性欲を提供する何やら機械のコンセントをだれか引っこ抜いたみたいな感じ。性欲一切なし。

言うまでもなく、男たちはこの時点で回復から足抜けしてポルノに駆け戻りたくなる。使わないとこれがずっとしぼんだままになると恐れるからだ。だが10年前に、勇敢なオーストラリアの26歳男性がそのまま続けた——そして7週目あたりでフラットラインが終わり、性欲(および勃起)が轟音とともに復活した。▸238 その後、多くの男性たちはフラットラインにも負けず、自分の回復を記録した。

フラットラインの原因はまだだれも知らないが、ある男性の理屈は次の通り——

おれたちはすごく若い頃からインターネットポルノでオナってきて、狂ったみたいにやり続けて心身ともに疲弊させちまったんだよ。疲弊したら、脳と身体が睡眠モードに入る(それがいわゆるフラットライン)。これは回復して、刺激にまた反応できるようになるためなんだ。もしずっと前に休ませていたら、たぶんフラットラインもほんの数日ですべて普通に戻っただろう。でも休ませなかった。フラットラインなのに、ポルノを続けてどん底にきたんだ。だからいまや回復に数日じゃすまない。数ヶ月か、場合によってはもっとかかる。でもいずれ終わる。

人によってフラットラインは、激しさも期間も多少は独自性を持つ。人によっては性欲と勃起が同時に戻ってくるし、じわじわくる人もいれば、一気にくる人もいる。人によっては、勃起の前に性欲が復活したり、その逆だったりする。起源はどうあれ、フラットラインは確かに不気味だ。高速ポルノ以前には、ポルノ断ちをしても、激しい一時的な性欲低下などは報告されてこなかった。第2章で述べたように、脳の性中枢が関連しているのではないかと思う。というのも他の中毒患者は、使用をやめても性機能を一時的に失ったりしないからだ。

ポルノ関連の性機能問題を抱えているなら、パートナーにそれを言うべきか？　多くの男性は、相手にフラットラインとその原因について教えるのが本当に有益だという。以下は、同年齢のボーイフレンドが通常に戻るまでに130日かかったという23歳女性の報告だ。

ガールフレンドには話しましょう。自分も気が楽になるし、彼女を傷つけずにすみます。PIED［ポルノ起因のED］は別に後ろめたく思うべきことじゃない。最近はそこらじゅうポルノだらけで、ほとんどあらゆる男はポルノを使っているか、ときどき使ったことがあります（どんな女の子だってそのくらい知っています）。だれにだって起こることです。とんでもないポルノ利用者でなくても、脳がめちゃくちゃになります。あたしのボーイフレンドは、本当になんでも説明してくれたので、その点は大感謝です！　何が起きているかわかると、本当にホッとします。またパートナーがそういうことを

――隠さないでくれると、二人の距離がなくなります。いっしょに切り抜けようってことになるからです。――

ポルノをやめる全員が、回復中に一時的に性欲喪失(フラットライン)したりするわけではない。だが高速ポルノから入った男性の割合が、ED患者の中でどんどん増えるにつれて、フラットラインを報告する男性の比率は高まっているようだ。ある男性はこう述べる。

人によってフラットラインが長い人もいれば、そうでない人もいるし、起こさない人もいる。推し量るのはむずかしい。あまりに新しい問題だからね。願わくば数年で、新しいトレンドが見えてきて、やめたばかりの人にもっといいアドバイスができるといいんだが。残念ながら、我々がこの問題では先駆者なんだ。

不眠症

十分に休むことが重要だ。疲労がポルノ利用の引き金になりかねないからだ。だが多くの再起動者たちは、ポルノ儀式を睡眠補助として長年使ってきた。それがないと、最初のうちはなかなか眠れない(不眠はあらゆる中毒の標準的な禁断症状だ)。自分なりの対応を見つけよう。

――最初、眠るにはシコるしかないと思っていたけれど、わずか十日目なのにしっかり眠れる。頭が枕――

——につい たとたんに眠れるのは実にすごい。——

ポルノ利用に代わって酒を使わないように。確かに眠る役には立つが、酒はまだ休息が十分でないうちに早起きさせてしまう。また、ある中毒を、別の潜在的な中毒で置き換えるのはあまり感心しない。以下は、成功した他の人々からの示唆だ。

——最初の週は、睡眠の質の面でかなりキツかった。それを抑えるために一つやったのは、ベッドでラップトップを使ったり読んだりしないことだ。ラップトップは台所のテーブルに置いて、ベッドに横になるのは疲れた後だけにした。——

——絶対読書灯を買おう。部屋の中で、その明かりが本を照らしているだけというのは、なんだかまちがいなくとってもねむ〰〰〰くしてくれる。——

——夜遅くにランニングするようにした。戻ったらシャワーを浴びて寝る。すぐに寝られる。——

——気に入って集中できる音楽をかける。ほぼすぐに寝られる。——

――眠れないときは読書が効く。ポルノオナニーの「代替行動」だ。また、一晩くらい寝なくてもこの世の終わりじゃないと自分に何度も言い聞かせた。これは本当に効く。

✣

――私のアプローチはしっかりした運動、できる限り日光（天然メラトニン）、「ベッドは睡眠とセックス専用」ルールの遵守だ――これは独身の私にとっては「ベッドは寝るだけ」ということだ。

✣

――本当にひどく悶々とするようなら、ぼくはケーグル体操［へそ上げ体操］を真夜中でもいいからやる。渇望や禁断症状を、エネルギーの再分配かなんかで抑えてくれる。筋肉はケーグル体操で少し注目されてから「眠りに戻る」。

✣

――早起きしよう。その時間でワークアウトをすると最適だ。夜に眠る頃には疲れ切っている。

✣

――ぼくは、同じ時間に目を覚まして寝るのが効く。あと寝る直前には激しい身体運動を避けることだ。

✣

――仰向けになって、自分が感謝しているものすべてを思い浮かべよう。最初にこれを始めたとき、感謝一覧は長かった。いまでは、友人たちとイヌに感謝を捧げたくらいでぐっすりだ。

人によっては、サプリ、カモミールなどのハーブティーなど自家製レメディが役に立つという。

トリガー

ある男性はトリガーを「ポルノについて考えさせる外部要因」と描写する。ありがちなトリガーは、テレビや映画のエロ場面、ポルノのフラッシュバック、朝立ち、娯楽ドラッグやアルコール使用、ポルノサイトやAV女優を思わせる単語やチラ見せ広告などだ。ある男性はこう語る。

> 逆戻りよりもひどい気分になるのは、逆戻りするのが飲んだくれすぎたりクスリをやりすぎたりして、自制心が効かなくなったせいだというときだ。

だが心の状態もトリガーに成り得る。退屈、不安、ストレス、うつ、孤独、拒絶、疲労、苛立ち、怒り、失敗、自己憐憫、何かを成しとげたごほうび、自信過剰、嫉妬、二日酔いなどだ。

いろいろ先送りにしてしまうのも、多くの逆戻りのトリガーとなっている。その結果は「先オナり」と呼ばれるものとなっている。自分が達成したいことの一覧と、何か生産的なことをやる気力がどうしても起きないときのために、リスクのない活動一覧を作っておこう。

当然、トリガーはそれぞれの脳にある程度固有のものだ。珍しいモノを挙げてみよう。熱いシャワー、砂糖採りすぎ、炭水化物採りすぎ、カフェイン採りすぎ、国際結婚広告、Stumbleupon、YouTube、Imgur、

Redditなどのウェブサイト、フェイスブックで昔惚れていた相手を捜し回ること、1時間ごとに15分の休憩をはさまずコンピュータにかじりつくこと、ビデオゲーム、膀胱があふれそうになること、自己耽溺、性器に触れたり、それをこすする服を着たりすること、自慰、スマートフォン、空腹。

トリガーは問題でもあり解決策でもある。再起動の間にそれで頭にくることもある(当初)が、一方で警戒心を高めるべきタイミングも教えてくれる。一部の再起動者は、1、2ヶ月にわたりインターネットを切るという過激な手段に出ている。

悪い報《しら》せとしては、トリガー経路はときにずっと後まで残り、完全に再起動した後も消えないということだ。弱まりはする。たとえば、20年にわたり素面でいたアル中は、ビールのコマーシャルを見ただけではトリガーにならないかもしれない。だがビールを飲んだら、増感した経路が点火して、コントロールが効かなくなりかねない。似たことが旧ポルノ利用者にも起こる。かつては高リスクだったキューには反応しないが、ポルノをまた利用したらドカ見してしまいかねない。

トリガーにはずっと後になっても用心すべきだ。だからそれが何かを見極めて注意すると有益だ。またそれに出くわしたときの対応をあらかじめ決めておく必要もある。

以下の人々は、トリガーを有益な形で使う方法を説明している。

ある日、ウェブをブラウズしていたとき、両親が外出することにした。ぼくは行きたくなかったので、自分の作業を続けた。両親がドアを閉じた瞬間、何かが頭の中でカチッと鳴った。いきなり、ポ

ルノを見たいというでかい欲求が頭に生まれた。ドアを閉じる音で興奮したんだ！「両親が留守」というのが自分のトリガーだと、そのとき初めて気がついた。考えてみれば当然だけれど、自分では気がついていなかった。いまや、両親が家を留守にするたびに、散歩にでかけたり、友人に電話したり、とにかくコンピュータを使うのをやめて、有益なことをする。

✣

自分の最大の問題は、いつもベッドに寝転がってiPhoneを見ることだった。まちがいなく明確なアクセストリガーだ。また、ポルノはほとんど夜にしか使わなかった。いまや夜11時になったら全部のエレクトロニクスのスイッチを切って、ラップトップはたんすにしまい、目覚まし時計をかけてベッドから遠くに置く。顔を洗って歯磨きなどをして、疲れるまで日記を書いたり読書をしたりする。これでジリジリした気分や誘惑はすべてなくなる。心を彷徨わせず、本を読むんだ。

衝動を感じたら、次のことを考えよう。

- 自分の感じているこの感情は何だろう？
- いまは何時？
- 他にだれがいる？
- いま自分は何をした？

◉どこにいる？
◉自分のニーズに応えるには他に何ができる？

走りに行ったり、健康スナックを用意したり、外国語の新しい単語を覚えたり、ずっと書こうと思っていた小説に取り組んだり、友人に電話したりできないだろうか？　何か達成感や人とのつながり、自分を改善する感覚を与える対応を選ぼう。

いったんトリガーを見極め、その状況に対する代替報酬を決めたら、その計画を書き留めておこう。「(トリガー)が起きたら、(新しい活動)をする。なぜならそれは(報酬)を与えてくれるから」。報酬は、活力、誇れる何か、よい健康、幸福感、仕事をこなす満足感、自信の高まり、気分改善、記憶改善、うつの低減、社交意欲、勃起改善などがある。

絶えずこの「直面したら別のことを」を続けたら新しい行動がやがて自動的に生じる。もし何らかの理由で新しい行動を実践できないなら、オリンピック選手を真似て、それをやっている自分をこと細かに思い浮かべよう。

感情

ポルノをやめた人々は、もっと感情が豊かになると述べる。なぜそれが問題になるのか？　馴染みのない感情には、当初は圧倒されてしまうからだ。特にそれが、あまりよくない感情だとなおさらだ。

説明しがたい幸福感から身動きできないほどの悲しみまで、いまやかつてないほどの感情を感じている。ポルノオナニーはそうした極端な感情を鈍化させ、ぼくを鈍いやる気のない人物にしたんだ。

長年、ひょっとすると一度も感じたことのない感情に出くわす。以前はどうでもよかった女の子が、いきなり自分のクソッタレな人生の中心になっちまう。あの落第した試験があったろ？　どうでもいいやと思わなくなる。成績が心配になってくる。期末試験があと2週間だと思って不安になる。そして、それはいいことだ。いや、すばらしいよ。そういう苦しみから学んで成長するんだから。でも苦しいよ。ときには悲しく、混乱して、落ち込むこともある。その罠にはまらないこと。感情は過ぎ去り、記憶は薄れ、強くなった自分があらわれる。自分が長年の感情的な成長や成熟に追いつく必要があるのを忘れないこと。簡単ではないし、落ち着かない感じだけれど、でもそれだけの価値はある。

✣

この男性が指摘したように、高みを得るためには、どん底に直面するだけの意欲も必要だ。

ポルノはその核心においては、他のあらゆる中毒性物質や行動と同じだ。確かに痛みを和らげてくれるけれど、そこに問題がある。つまり、選択的に特定の感情や気分だけを鈍らせるなんて不可能で、あらゆる感情や気分が鈍る。だからそうしたものが、自分の頼りなさ、孤独、悲しみ、失望、恐怖の痛みを鈍らせてはくれるけれど、それは一方で、幸福、希望、愛といった感情のプラスの幅も鈍らせてしまうんだ。

チェイサー

チェイサーという用語は、しばしばオルガズムにときどき続いてやってくる強烈な渇望をあらわすのに使われる。禁断症状と同じくチェイサーも、再起動を一瞬で脱線させてしまえる。

チェイサー効果は直感に反するけれど実在する。私はガールフレンドが外国にいる間はオナニーしたいという衝動がほとんどなかったけれど、彼女とセックスするようになったら、ポルノを使いたいという衝動も強まった。

ときにはオルガズムの後の日々のほうがムラムラする。そういうときはまた、他の女性にも強く惹かれてしまう。

✣

人によっては淫夢の後でチェイサー効果を感じることもある。そうでない人もいる。いずれの場合も、オルガズム後の強烈でしばしば予想外の渇望は、不意をつかれた再起動者をポルノドカ見に引き戻しかねない。

再起動後に相手を見つけた。ベッドに向かった。相手の服を引き裂くように脱がせて、即座にビンビンになった（やったー！）2時間半ほどセックスしたけど、これはまちがいなくオレの新記録。でもそこで、恐怖のチェイサー効果がきたんだ。翌朝にムラムラしすぎて、彼女がシャワーを浴びているときに抜いちまった。その日は後でずっと落ち込んだままだった。実は、かなり何度もオナった。

✣

3ヶ月ポルノ断ちして、新しいガールフレンドとコキあいして、いまや一日か二日たって、まちがいなく自慰してポルノを見たいという強力な衝動を感じるようになった。あまりに常識外れだけれど、でも本当に起きている。自慰が増えて、昨日は自家製ポルノも見てしまった。

✣

ポルノをドカ見してしまったら、本気で自分を立て直さないといけないのに気がついた。というのも射精するともっと興奮してしまうからだ。最初の3日はつらい。

チェイサー効果はおそらく、あらゆる射精に続いてくる、自然な神経化学物質の揺らぎが増幅されたものだろう。ありがたいことに、ときにチェイサーは、長いフラットラインの後で性欲をドーンと回復させてくれるのに役立つ。

68日目の朝、ティーン時代には一度も経験したことのない、何かとても奇妙なことが起きた。淫夢だ。91日目の現在この出来事を振り返ると、それは自分にとって転回点で、ほとんど生まれ変わりのようなものだったと思う。それ以来、自分は本当に再起動の便益を実感できるようになった。活力も高まりEDも消えたようだ。

人々はときに、チェイサー効果は次第に弱まると報告する。それどころか、極端なチェイサーの消失は、再起動プロセスの進捗の徴《しるし》かもしれない。

日曜の夜に、最小限の刺激しか使わずに、初の全面フル勃起から自慰して以来、オレはずっと、少し精力が増してムラムラしている。頭はっきりしていて、本物のチェイサーじゃない。まちがいなく上向いてきていると言っていいだろう。

次の夫は、チェイサーのきわめてよい使い道を見つけた。

昨晩ちょうど、甘い愛を交わしたところだったので、妻はこっそり廊下を下って、今朝の私が何を見ているのか覗こうとした(彼女はチェイサー効果について知っている)。だから私は、どんな戦士でもやることをやった。彼女にまさに、チェイサー効果というのがどんなものか教えてやったんだ！　彼女を寝室に追い込んで、いまの私が彼女しか追いかけ（チェイス）ないのだと実証してやったんだ。仕事には遅刻した……それだけの価値はあった！

困惑する夢、フラッシュバック

よく言われるのは、やめたら夢が前より思い出せるようになったということだ。これは楽しいこともあれば、そうでないこともある。

夢が復活したのに気がついた。過去10年にわたり狂ったようにポルノオナニーをしていた頃は、正直言って一度も夢を見なかったか、見てもごくわずかだった。

赤裸々な夢は中毒離脱の中で、精神的な大掃除の普通の一部らしい。しばしば人々は、脳がお馴染みの脳ループを活性化しようとするとき、自分の症状が再発しているような夢を見るが、やがてそうした夢は消える。

本当に異様な夢ばっか見てて、もう他のだれにも話せないような代物なんだ。心が禁断症状をくぐり抜けようとしているだけなのはわかるんだけど、早く終わってほしい。本当にぐっすり眠りたいんだ。

ポルノのフラッシュバックもありがちで、心労を引き起こす。

知らない人や友人をありのままに見られないことがしょっちゅうある。目に入るのは、男でも女でも、そいつが裸の姿。普通の人でも、本当に好きな相手について妄想にふけるのはわかってる(ティーンの少年が、先生が裸になったらどんなふうか想像して授業に身が入らないとか)。だからいやなのは、自分が心の中で人を脱がせているという事実ではない。それがあまりにしょっちゅう起こって、しかもそれがあまりに手当たり次第のものをきっかけに起こるってことだ。トリガーもあれば、求めてもいないトリガーもある。その人物を魅力的だと思わないときや、魅力的だと思いたくないときですらそれが起こる。たとえば高齢者や子供とか。心が本当にジリジリしてる。道で誰かとすれちがうときにそうなって、すぐに我に返って忘れられるならまだいい。でもそれが、本当に会話している相手だと、エスカレートしてパニック障害に近くなるんだ。すぐに会話を切り上げて、落ち着ける場所を探すことになる。

フラッシュバックは夢と同じ扱いをするのがいちばんいい。つまり、再起動がうまくいっていない証拠ではなく、心が大掃除しているだけだと考えよう。単にそれがあることを認めて、深い意味があると思わずそのままやり過ごそう。自分の感覚に注意を向けて、まわりで本当に起きていることに注意を向けよう。リラックスして深呼吸だ。注＝強迫性障害の傾向がある人は、フラッシュバックをやり過ごすのに苦労しがちだ。意味がないところに意味を見出すからだ。そういう人は専門家の助けを借りるほうがいいかもしれない。

恥のサイクル

今日のインターネットポルノ利用者の多くはオンラインのエロとともに成長し、その使用についてかなり平然としている。恥ずかしいと思う場合も、それはその利用を自制できないことについてであって、ポルノそのものや、それを使っていることについてではない。コントロールが効くようになればその恥も消える。でもポルノ利用が心の中で、親／伴侶／宗教的な叱責、脅し、処罰と結びついているなら——あるいは自慰についての硬直した発想と入り混じっているなら——ポルノ利用と自己イメージの再編にあたり助けが要るかもしれない。

何か目新しいことやリスクのあることに手を出そうとするときには、ドーパミンが急増する——特にティーンではそうだ。これは、何か禁止されていることをやる場合にも当てはまる。この神経化学的な興奮があるからこそ、ご先祖たちは思春期時代に、敢えて新しい縄張りに乗り出したり、近親相姦を避けたりした。これが「禁断の果実がいちばん甘い」結果を生む。繰り返すと、研究によればこうした不安は実は興奮を高めるのだ。[▶239]

それだけ追加のドーパミンが「いいぞ！」と叫んでいる状態だと、脳の原始的な報酬回路は禁断の活動を過大評価しやすくなる。それはきわめて興奮させるものとなり、つまりは恥がやってくるときにも一時的にそれをなだめる忘却を提供するということだ。これで一部の利用者が「恥－ドカ見－恥」のサイクルに陥る理由がわかる。

中毒の脳化学について、全貌がわかっていると主張するのは無謀だ。が、この生物学的な神経可塑性の枠組み――そして再起動というコンピュータの対比による発想――は、視覚的な性的刺激自体についての保守的な怒りや、ポルノは無害だというリベラル的な放任よりもずっと事態の核心に迫っている。

興味深いことに、我々が観察しているフォーラムの参加者(信仰の篤い人も含む)は、ポルノの課題を生物学的な用語で設定しなおすと、再起動が急速に進歩する。

もう自分の中毒を、悪魔の影響とか、自分の邪悪で罪深い心の自然な表現だとか思ったりはしない。とても人間的で、とても自然な(だが方向をまちがえた)性的親密性に対する欲求なんだと考えるようになった。悪い習慣で、それは神経化学により強化されたものだけれど、謎めいたところや霊的なものは何もない。すでに自分にはそれをコントロールする力が備わっているのに気がついた。だから、コントロールした。自分の送りたい人生がポルノ利用と相容れないのに気がついたので、その決断を下した。「単に」といってもそれが簡単だったわけではないのは当然だ。

この分野での成功で、他の課題に取り組む自信もできた。この90日のポルノ断ちを始めてから、10キロ痩せたし、スイングダンスを始めたし、バンドに加わり、女の子とデートを始めた。別にスーパーパワーなんかじゃない。こういう可能性はすでに内側にあって、ポルノ習慣の背後に隠れていた

だけだったんだ。鏡を見ても後悔は感じない。たぶんこれが普通の人の感じ方なんだろう。罪悪感や恥辱に浸って無駄にした時間は頭にくるけれど、いまやはっきりした意識で前を向ける。人生が大好きだ。

鍵は、大量のエネルギーを建設的な行動と自己肯定に向けることだ——そしてつらいが興奮させる内面の戦いに注力しないことだ。

断続的な利用

きわめてひんぱんなポルノ利用の危険性は多くの利用者にお馴染みのものだ。それほど知られていないのは、断続的なポルノ利用(たとえば、2時間ほどポルノをドカ見してから、数週間控えて、きれいになってから繰り返すなど)も利用の衝動を高めかねないということだ。その理由は生物学的なものだし、断続利用についての中毒研究は、ドラッグやジャンクフード利用についてのものなど大量にある。[240] 利用控え(2〜4週間)は他の利用者には見られない神経可塑的な変化をもたらす。[241] そうした変化は渇望を高め、ストレス反応を増し、[242] ひどい禁断症状を引き起こすこともある。[243]

だから長めの禁欲期間をおいてからドカ見すると、かえって悪影響が出かねない。これは体験の強度が上昇するせいかもしれない。[244] 要するに、断続的なドカ見は、継続的な利用と同じような効果をもたらし、場合によってはもっと悪い結果になりかねない。

ポルノ断ちを試そうとする人はみんな、この現象を理解して、一貫してやめる（たまに一回だけ使うといった逆行はあっても）ほうが、ときどきドカ見するよりずっと容易なのだと認識すべきだ。この現象はまた、ポルノ利用が減ったと報告する人々（たとえば断続利用者である信仰者）が、ポルノ中毒性／強迫観念性の検査で予想外の高得点を記録することもある理由を説明してくれる。[▼245]

▼ありがちな落とし穴

寸止め

寸止めは、射精寸前まで何度もシコって、でも決して射精しない（しばしばポルノを見ながら）というものだ。この手口は「オナ禁」フォーラムでよく見られるものだ。人々は、射精を避けるのが重要なのであってポルノ断ちではないのだ、と弁解する。

ある再起動者はなぜ寸止めがダメかを次のように説明する。

> 射精して終わるかわりに、脳を何時間も興奮する神経化学漬けになるよう訓練してしまう。これ以上はないほど最悪のことだ。無双のひどさ。たぶん多くの人はポルノ中毒よりむしろ、寸止め中毒なんじゃないだろうか。

男性の場合、寸止めは前立腺に負担をかける。また本当のセックスの練習にもならない。というのも寸止めの刺激は長引く視覚刺激や、急速に発火する目新しさ、場面から場面へのクリック切り替え、自分の手(またはオナホ)に結びつけられてしまうからだ。

ドーパミンは射精寸前でピークに達する。したがって寸止めはドーパミンを自然の限界まで高めたままにして、それを何時間も続けかねない。脳は興奮と、その視聴者が見ているものがなんであれ、それとのつながりを強化しろという強い信号を得ることになる。その対象はフェティッシュねたかもしれないし、ただの画面になってしまうかもしれない。慢性的に高まったドーパミンはまた、中毒関連の脳変化、たとえば喜びへの鈍感化などを引き起こしかねない。

インターネット以前の日々であれば、男たちは通常オナニーしてすぐ射精し、数分ですべてを終えた。射精が引き起こす神経化学変化は、しばらくドーパミンを阻害する。これは通常、性的なフラストレーションからの解放をもたらす。だがドーパミンのアクセルペダルを踏み込み続け、決してブレーキを踏まなければ、結果は満足なしの連続的な渇望状態だ。

ポルノの死の道へと本当に向かったのは、射精のためにオナるのから、射精前の感覚を求めてオナるように習慣を変えてからだった。

最初は、ポルノなしの射精はどれもまったく満足できないように感じられるかもしれない。ちょうど、ポルノなしの自慰が刺激不足で射精できないのと同じだ。これは脳が通常の報酬を感じていないからだ。無理

に射精する必要はない。辛抱しよう。

妄想

心的イメージの研究は、体験についての妄想や、それを思い描いたりする行為が、それを実際に行うのと同じ神経回路の多くを活性化すると示唆している。▶246 ほとんどの人々は、再起動の初期には妄想を避けるのがとても有益だと報告している——特にパートナーとのセックス中もそうだ——というのもそれは渇望を抑えてくれるからだ。だが性的体験がほとんどない人は、脳が本物の人々(画面ではなく)に向かって再配線できるように、本当の潜在的パートナーに対する現実的な妄想にふけるのは、後になってからなら有益かもしれない。結局のところ、人間ははるか昔から性的妄想にふけっていたのだ。だがお気に入りのポルノシナリオに本物の人々を当てはめるのはやめよう。

妄想はリスクが高いと思われている。というのも当初の妄想はポルノ場面の改変版でしかないからだ。脳が快楽や創造性に多少鈍感になっているという事実は、あのホットな女の子が裸だとどんな具合かはっきり想像できないってことだ。解決策?「何時間も寸止めに使ってきたあの場面を思い出せばいいじゃないか!」そこに危険がある。だれかについて自然な妄想を抱ける健常者なら困ったことにはならないけれど、自分の過去のポルノに基づいて妄想を続けるポルノ中毒者だと、これは事態を悪化させるだけだ。ぼくが思うに、いったん回復を始め、心が極端でも非現実的でもない独自の妄想を始めたら、それは許すべきだ。その妄想を特に強化する必要はないけれど、でもそれが存在するのは許そう。

✣

妄想が少しでもポルノに似てきたら、再起動中はそれを拒絶しよう。理由は二つ。

1. ポルノで妄想するとぶり返しかねない。
2. 再起動で元に戻そうとしているダメになった神経回路を強化しかねない。脳はコンピュータ画面からくる映像と頭の中の映像とを区別しない。だから脳内でポルノ的な映像を流すのは、ポルノを見るのと大差ない。

そうは言ったものの、すべての妄想が悪くて非生産的とは思わない。ぼくも再起動の途中で、人生でほぼ初めて、自発的に別種の妄想を抱くようになった。親密さは登場するけれど、セックスはない——笑顔をかわし、手を握り、背中や足のマッサージをし合うような妄想だ。そういうとなんだかカマトトっぽいけれど、でもこうした妄想は本当にとても鮮明で楽しい。ちなみに、そうした妄想の間に寸止めしたり自慰したりは決してしない(やったらたぶん性的な妄想になる)。

ポルノ代用物の使用

これまた再起動を挫折させる簡単な方法だ。ポルノをやめようとしているとき、たとえばかわりにボンデージ姿のモデル写真を見るのをつい正当化したくなってしまう。だってポルノじゃないからいいよね?

実は脳の原始的な部分は、ポルノとは何かなんて知らない。単に何かが(その人にとって)興奮させるかどうかしか知らない(これは脳に限った話ではない。1964年にアメリカ最高裁のポッター・スチュアート判事は、ポルノは定義できないが、見ればわかると述べたことで有名だ)。

ビキニ写真がポルノかどうか、という意見はどうでもいいのだ。本当に重要なのは、報酬回路ドーパミンの増大だ。尋ねるべき問いは、「いま体験している問題につながったのは、どんな種類の脳の訓練だったっけ、そして自分はなぜそれをいま繰り返そうとしているんだろうか?」ということだ。

Imgurを見ると興奮するなら、それをブラウズすることで増感した中毒経路が活性化され、ポルノ問題が強化されるだろうか? 当然だ。脳が刺激に飢えているから、二次元の性的目新しさを求めて、クリックしてサーフィンしているのだ。これに対し、ハードコア画像にうっかりぶちあたり、即座にそれを閉じるのは、逆に意志力を強化する。目標は、脳をリセットして本物に興奮するようにすることだというのを忘れずに。

インターネットポルノ中毒は、裸やエロスに対する中毒ではない。画面上の目新しさに対する中毒だ。ある男性は自分の学んだことをこうまとめる。

> なぜ短パン姿で踊る女の子を探してユーチューブ漁りをする? セックスチャット、ビデオチャット、テレホンセックス、絶え間ない妄想、官能小説、出会い系サイト探し(相手に連絡する気もないくせに)、画像検索でお気に入りのAV女優の名前を入力したり、ソーシャルメディアを調べたりなん

て、何のためにやってる？　こうした活動はすべて、弱めようとするその経路を強化するものだ。心を性的な考えや、オッパイ、ケツ、マンコ、マスかき、ホットな女などで満たすためだ。再起動をもっとむずかしくてつらくするものだ。本当にセックスしようとするか（潜在的パートナーに声をかけたり、デートを設定したり、じゃれたり、友人に連絡したり、外に出たり）、あるいはまったくセックスと関係ないこと（仕事、勉強、運動、つきあい）をしろ。

拙速に性的活動を無理強いする

伝統的に、男女ともにパートナーの性的な沈滞を解決するには、エロさを上げればいいと思ってきた。だがこうしたポルノ起因の性障害だと、性欲が自然に回復するに任せて、性的活動の要求をされないほうが治りが早いことが多い。ある男性は、ガールフレンドのサポートを次のように述べている。

彼女は実にすばらしい。自分がときどき勃起を保つのにポルノ妄想を使うんだと告げたら、ポルノを使うくらいならフニャちんでいてくれたほうがマシだと言われた。それを知らされてずっと楽になったし、数週間前にその会話をしてからはポルノなんか考えたこともない。彼女はまたEDドラッグを一切つかわせないという。こういうのは自然にできてほしいからだそうだ。私からの助言を挙げよう。

1．パートナーには話そう。圧倒的に大きな支援になる。

2. 時間をかけて、自分にあったペースで進めよう。
3. サプリはまるっきり役立たず。
4. ドカ見するつもりがなくても、ポルノを見るという罠に陥らないこと。笑えることだが、私のガールフレンドもしばらく前に似たような状況になって、ポルノを見過ぎたあまり、レズビアンでもないのに女の子同士のセックスでないと濡れなくなった。だからポルノをあきらめるしかなく、こっちが何を体験しているかも完全に理解してくれた。もちろん、二人の関係が悪化したことはあった。向こうはちょっと不安にかられた。こっちは役立たずの無能みたいな気分になる晩もあってひどかった。でも最後には話し合って、絆が強まった。そして先週末、勃起してセックスができるだけの硬さが得られた。私にとっては巨大な一歩で、新しい性的冒険の始まりだ。最高だ。

射精でお馴染みの神経化学的なさざ波(チェイサー)を引き起こしたり、ドカ見に落ち込みそうになったりしたら、しばらく無理して射精しないようにしよう。性的活動を優しい穏やかなものにして、ヤレなくてはといった圧力から逃れ、快楽への感受性が自然に復活するのを待とう。性欲を使い果たすより、食い足りないくらいでやめるほうがいい。

必要なら、パートナーにはこちらを興奮させようと頑張るあまりAV女優まがいのことはしないでくれと頼もう。男らしさが復活してから埋め合わせは十分できる。

ほんの数週間前には、挿入セックスで絶対射精できないとあきらめかけていた。昨晩、パートナーと二回セックスして、二回とも射精した！　いったんキスして愛撫を始めたら、挿入したいという衝動を抑えられなくなった。本当に自然に感じられた。ペニスの敏感さはまちがいなく復活したし、もっとよくなりそうな感じもする。

ハマったフェティッシュが永続的だと思ってしまう

「このフェティッシュはどうしようもない、オレはそんなヤツなんだ」という信念は、インターネットポルノをやめるにあたり深刻な障害になりかねない。ポルノを捨てたら、自分の性的満足について唯一の希望を放棄することになる気がするからだ。でも実際には、ポルノ断ちをしてみないと、自分が単にポルノ起因の表層的な「フェティッシュ」を相手にしているのか、それとも性的アイデンティティの奥底からくるフェティッシュを相手にしているのかはわからないのだ。

当然、ポルノをやめて数ヶ月でフェティッシュが消えたら、それは自分の性的アイデンティティの一部ではなかったということだ。一方、興奮を求める渇望は、自分の幸せがどこにあるのかについて、道を誤らせかねない。ある若者曰く、

――2011年夏に、新しいフェティッシュが生じて、脳内のドーパミンがドクドク感じられた。この

新種のポルノを見ているとすごく幸福で興奮して、身震いするほどだった。その後、ずっと幸福感は薄れ、普通に戻ったためしがない。

過去の興奮と現在の不満とに混乱して、一部のポルノ利用者はますます極端なジャンルへと次々とエスカレートする。他の人々は、新しいネタにきわめて興奮してしまい、かつてのネタがあまり興奮できなくなっているので、自分の性的な指向が変わったのではと思ってしまう。人によっては、はっきりさせようとして、各種のポルノジャンルで狂ったようにオナってみる。強迫観念的なチェックは、中毒をさらに深めてしまうか、強迫神経症的な行動にはまってしまい、結局何もわからない。また人によっては自分のフェティッシュを実行してみて、あまり満足が得られない。

ヒント――もしドツボにはまっているなら、深掘りはやめよう。まずは、過剰なポルノ利用が原因かどうかを確認しよう。休もう。確認したりはやめよう。ポルノとポルノ妄想を数ヶ月やめよう。禁断症状の不快感や性欲喪失で、満足を得るためにはもっと極端なシナリオがいるのかと思い込んでしまいかねないので注意しよう。本当の満足は、バランスの取れた脳(正反対の方向)にあるかもしれないのだ。中毒的な活動は、満足を得るよりはさらに活動を激化するほうに作用しがちだ。▶247

ポルノのおかげで、極端なイメージを想像しないと興奮できなくなった。売春婦相手にかなり極端なことをしたけれど、まったく満足できないままだった。トランスジェンダーのエスコートでも、何をしてもらっても興奮できなかった。極端なポルノを思い浮かべて無理に興奮しないとダメだった。また家でビデオを切り替えるときのように、頭の中で数分ごとにちがう性活動を切り替えていた。ポルノ利用中は、裸の女の近くにいるだけで興奮することができなかった（かつてはそれが何よりも好きだったし、いまも大好きだ）。今日では、女性と親密になるとそれは本当のつながりであり、傑出したすばらしい気分だ。妄想を無理強いする必要はない。

今日のポルノ利用者は、人間のセクシュアリティはだれも認識できないほど変わりやすいのだと実証している。視聴者は今日の超刺戟的なコンテンツを使い、超常的な興奮状態を創り出し、それを何時間も維持できる。過剰消費が脱感につながるため、脳はドーパミンを増やすために新奇性やショック、禁断のコンテンツ、変態等々を求める。そうなると、かつてのポルノ趣味では役に立たなくなる。

明らかに、発達の初期に生じる窓があって、その期間中に深い関連性がおおむね永続的に焼き付けられてしまう。そしてもちろん、思春期の間にはあらゆるエロチックな記憶が力を得て、興奮とともに強化される。脳がとても柔らかいティーン時代に熱心なポルノ利用者だと、性的嗜好が驚くほど急速に変わってしまう。研究によれば、ポルノ利用の年齢が若ければ若いほど、獣姦や児童ポルノを見る率が高まる。[▶248] ２０１２年にr/nofapフォーラムの人々（ほとんどは若者）を対象に行なった非公式なアンケートで、63％は「自分の趣味はますます『極端』または『逸脱的』になった」というのに賛成している。[▶249] その半分は心配していて、半分はそうでなかった。いずれにしても、ポルノフェティッシュは、ポルノ断ちの後で消えることが多い。

ひどい渇望

ひどい渇望に対処する理想的なタイミングは、それが起こる前だ。最初にやめようとするときには、あらかじめ準備をしておこう。

なるべく家にいないようにしよう。最初の数日間に行ける場所を思いつかなければ、図書館や書店や公園にでかけて本を読もう。家や、通常シコる場所にいないようにするのは、禁断症状の苦しみの強い最初の数日を乗り切るのに実に効果的だ。

なぜポルノを避けるのかという理由の一覧を(いますぐ)作って、衝動が襲ってきたらそれを読み返そう。もっといいのは、衝動が襲ってきたときに読むメモを自分宛に書いておこう。

寸止めを始める。さあもう後戻りできない。もうちょっと……さらにもうちょっと……ううっ、でちゃった。たぶん射精はあまり強烈じゃない。何より安堵感があるはず。「これで仕事に戻れる。そんなに悪くなかった。恥ずかしいとは思わない。そんな極端にポルノを禁止しても意味ないよね」と自分に言い聞かせる。

1時間もすると活力が衰えるのがわかる。頭がぼんやりする前兆だ。これが不安に発展する。不安はオナニーのせいじゃない。活力低減に対する自然な反応だ。何も悪いことは起きていない。だれにも叱られていない。悪い考えもない。1時間前まで万事快調だった。いまやちょっと元気がない。あまり集中できない。やらなきゃいけない仕事があるのが悔やまれる。だらけてテレビでも見たい気分だ。

一日の終わりに、今日の作業がまだ終わっていない。なんでも先送りしたいという防衛機構が動き出す。心の状態はいまや、外部要因のなすがままだ。明日はどれだけ仕事が終わるかな？　障害にぶちあたらないといいが。うつがやってくる。事態を悪化させるのがいやなので、何もやりたくない。人にも会いたくない。脳はシャットダウンモードに入る。二度と負けないぞと決意する。

次に、衝動が襲ってきたときに、何をかわりにやるのか一覧を作ろう。人によっては「赤いバッテン」技法を使う。

４週間ほど前に、ポルノ妄想を完全にやめた。ポルノのフラッシュバックが頭に浮かんだら、その上にでっかい赤いバッテンを想像して、大音量の救急車サイレンの音を思い浮かべる。ポルノ画像がしつこければ、それを脳内で爆破する様子を思い描く。鍵は、すぐにそれをやることだ。やがてこの技法は自動的にできるようになる。

他にどうすればいいかわからなければ、そのまま何もしないでおこう。自分にこう言い聞かせよう。「渇望が生じた。どこからともなく登場したもので、自分に対して何ら力を持たない。自分は自分の考えとは別物だ。自分が呼び出した考えじゃない。欲しくもないし、それに基づいた行動をとる必要もないんだ」。通常、その考えは跡形もなく消えうせる（しばらくは）。

あらゆる衝動は、通常は15分ほどで消える。

自分が衝動よりも大きな存在で、それが必ず一過性だとわかれば、ポルノ利用を終える方向に立派に向かっている。これまでの試みでは、毎回ひどい渇望に負けてしまった。一度、それにやっと立ち向かったら、やってくるどんなひどい渇望にも勝てると気がついた。自分がいちばん弱いと思ったたさにその瞬間、衝動に負けると思ったとき、そのときこそ強さを発揮して頑張らないと。その衝動の向こう側に、突破口があるんだ。

人によっては、次のようなヒントが効くようだ。

脳はポルノが欲しくて必死なので、なんとかポルノ利用を正当化しようとする。ここでの鍵は脳と議論しないことだ。そういう考えがあることを認知するか、「ノー」と言おう。

✣

オレ、なんてのか、チンコを流しに出して手で冷たい水をかけるんだよ。渇望は絶対消える。あと

――キンタマの膨張にも効くね。

――性的エネルギーを上に引っ張りあげて、胸や上半身に持ってきてパンツの中の圧力を和らげようとするんだ。本当に強力な気分になる。オナニーの必要性をなくして、この「なんでもやるぜ」的な気分を与えてくれるんだ。まるで必要なら家をぶっ潰したり、女の子を押し倒して好き放題したり、ぁ、もちろん同意の上でのお遊びとしてだけど、そんなこともできそうな気分。悪くないぜ。

✣

――「最後に一発だけ」「今日が本当に最後」とか言い逃ればっかしてる？　「今日だけはやらない」に変えてみよう。

✣

――ポルノが存在しないかのように暮らそう。完全に忘れるんだ。一日中、衝動と戦って過ごしたりしないで。今後一生ポルノは見ないという考えに慣れて。

✣

――衝動が起きて、自分にはコントロールできないと思ったら、デバイスの電源を切って、衝動に身を任せる前に考えて見よう。その後、どうしても身を任せたとしても、意識的にやったことになるし、それが行動を変える第一歩だ。

挫折禁止。1、2ヶ月にわたり、一日おきでリセットしても構わない。それが精一杯だとしても、いまや前の半分しかポルノを使っていないことになる。オレが見たいちばん勇気づけられる物語は、15日間ポルノ断ちをした男の話だった……3年間頑張ってそれを達成したんだ。絶えずやり直そうとする限り、それが自分自身にとって重要だとわかっている限り、失敗はあり得ない。自分の神経経路をリセットして自由になるのは、もう時間の問題だ。

▼よくある質問

再起動にどのくらいかけるべき？

www.yourbrainonporn.comにリンクしている多くのサイトは60日とか90日とか、8週間等々を奨めている。実はYBOPは期間を指定しない。というのも必要な期間はポルノ関連問題の激しさや、脳の反応、目標などで変わるからだ。再起動の体験談に見る必要期間は、やたらに幅がある。それは脳がそれぞれちがうし、一部の男性はしつこいポルノ起因のEDや遅漏があるからだ。

再起動というのは、何が本当の自分で何がポルノ関連かを見つけることだと考えてほしい。それが性障害だろうとコミュ障だろうと、激しいムラムラだろうとADD、うつ、なんであれ。自分がどうポルノに影響されていたかはっきりわかれば、自分で船を操舵できる。

再起動中にセックスしてもいいの?

人による。人によっては、あらゆる性的刺激から一時的に離脱すると、脳が必要としていた休息が得られて回復が早まる。一方、日々の愛情こめた愛撫はいつも、セックスの有無を問わず有益だ。セックス後のチェイサー効果に負けそうだと思うなら、しばらくは射精を目標にした優しい性交を試すといいかもしれない。親密さの恩恵を受けつつ、脳が激しい性的刺激から休憩できる。だが再起動にずいぶん長くかかっているなら、パートナーとのセックスが性欲を通常に戻す役に立つこともある。

ここでも、ポルノ起因のEDになっていると思ったら、勃起がパートナー相手で自然に起きていると感じるまでは、性的活動を無理強いしないほうがよい結果が得られるだろう。

再起動中は自慰をやめるべき?

必ずしもそうとは限らない。まずポルノ、ポルノ妄想、ポルノ代替物を先に排除しよう。人によっては、それだけでバランス回復に十分だ。人によっては、自慰はポルノ経路活性化の強力なトリガーなので、そちらもしばらく控えたほうがいい。

オナニーするだけにして決してポルノには戻らないと自分に言い聞かせても、やがて自慰がいささか退屈になってくる。当初は現実の思い出を空想するけれど、脳はすぐにポルノ場面の記憶へとジャンプして、非現実的な妄想に走る。そうなったら官能小説、素人画像、そしてすぐにハードコアに逆

――戻りだ。

一方、ポルノ起因のＥＤがあると、再起動者の大半はオナニーと射精を（一時的に）大幅に減らす必要があることを発見している。病理があるときには、通常単に原因を排除する以上のことを行わねばならない――この場合だと原因はポルノ利用だ。たとえば、通常は脚に重量をかけても骨は折れない。だがいったん骨折したら、治るまで松葉杖を使って歩くのを控える必要が出る。同じことがポルノ起因のＥＤについても言える。ギブスは必要ないが、脳に強い性的刺激を与えないようにして、治る時間を与えよう。とはいえ、別にいつまでもやればいいというものではなく、一部の人はかなり長期に控えた後で、ポルノなしのオナニーを再導入するほうがいいとしている。

注＝自発的に起きないのであれば、妄想などの支援を使って無理矢理オナニーはしないほうがいい。

正常に戻ったかどうか、どうすればわかる？

明らかに、この問題に簡単な答はない。目標が人によってちがうからだ。ありがちな目標は、健全な勃起の回復、パートナーのいるセックスで射精できる、性欲平常化、ポルノ起因のフェティッシュ趣味をなくす、渇望の抑制などだ。再起動が終わってからも長期にわたって改善が続くこともよくある。うまくいっている兆候を以下に挙げよう。

⦿潜在的な相手が急にずっと魅力的に見え、ちょっかいを出したくなる
⦿朝立ち（または「半立ち」）が増えてくる
⦿激しいチェイサー効果なしの射精ができる
⦿パートナーとの性交がすばらしい気分（注＝当初は早漏や遅漏になるかもしれない。練習あるのみ）
⦿性欲が変わる

性欲は、6ヶ月にわたりあらわれては消えるのを繰り返した。でも戻ってきたときには、ずっと立派な性欲だった。ポルノ覗きや女性を性的に見つめたりする欲望は消えた。

自分が単に性欲が弱いだけでないとわかる方法は？

ポルノとポルノ妄想を放棄して、数週間後に性欲がどんな具合か見てみよう。ほとんどの再起動者は、ポルノよりも自慰を排除するほうが楽だというのを見るのは意外だった。多くの男性にとって、ポルノがないと自慰はとにかくそんなに楽しくないので、自分の解放に向けた絶え間ない探索は、性欲ではなくポルノに動かされていたと知ってみんな驚く。インターネットポルノなしで自慰できないとか、できても半立ちだという場合、ムラムラしていないか「放出」の必要性がないのだ。脳が一発求めているだけだ。一時的に神経化学的な興奮による解放が欲しいだけなのだ。

ポルノ利用渇望（脳変化と病理的学習の証拠）と、いわゆる「性欲旺盛」との混同は、通俗マスコミで活発な議

論の原因となる。だが科学者たちは、渇望と自然な性欲旺盛とはちがうものだと示している。研究によれば、問題ある性行動のしきい値に達している人々と、本当に性欲旺盛な人間とはほとんど重ならない。[▼250] 前者はキューへの超反応性(増感)と阻害コントロール欠如(hypofrontality)による障害(「没頭」と診断)だ。ポルノ利用者の場合、こうした症状はしばしばパートナーのいるセックスへの欲求欠如と組み合わさる。性欲旺盛はこれに対し、単に性活動への熱意であり、これはパートナーのいる活動も含まれる。

さいごに

何事も体験されるまでは現実にならない――ジョン・キーツ

自分のポルノ利用が害をもたらしているのではと疑ったら、とにかく簡単な実験をしてみてほしい。しばらくポルノを断って、自分でどんな感じか試してみるのだ。専門家たちが合意に達するまで待つ必要はない。ポルノをやめるというのは、未試験の医療処置に乗り出すとか、危険の高い薬物を飲むとかいう話とはちがう。そういう場合なら、決定的な研究が可能なだけでなく必須だ。でもポルノ断ちはちがう。やってみて、不快感を感じたら、ポルノ中毒なんてウソだというのが事実なのか、大いに疑問視したくなるかもしれない。インターネットというものの性質上、まさにポルノ中毒なんて存在しないと言う、もっともらしい人々もたくさん見つかるはずだ。医者も、そんな懸念を一蹴するかもしれない。ポルノ断ちで不安や性欲減退といったマイナスの影響が生じた場合、各種の懐疑論のもっともらしさも高まる。でもその一方で、そうした症状や、ポルノを見たいという欲求、そのための口実を見つけようとする行動は、自分の気分を管理するために、このそこらじゅうにある刺激を使うようになってしまったことについて、何か重要なことを物語っているのかもしれない。もしポルノが自分にとって問題になっているかわからなければ、とにかくやめてみて、何が起こるかに注意してみよう。

ポルノ断ちは、食事から白砂糖やトランス脂肪を除去するに等しい。単に最近までだれもやっていなかった、ある娯楽形態を排除するというだけだ。その娯楽形態は最近までなかったものだし、それでみんな何も問題はなかった。ポルノをあきらめるのは、一種の歴史的な再演で、歴史上のほとんどあらゆる人と同じような生き方をするというだけだ。あるポルノ利用者曰く、

手口はこんな具合だ。

1. ワクワクするけれど長期的に有害な行動が儲けのために導入される
2. みんなハマる
3. 厳密で科学的な裏付けのある研究が何十年もかけて確立
4. ハマった連中が知見を得る
5. 行動除去を始める

問題は、このサイクル全体があまりに有害だということだ。紙巻きタバコが(広く)導入されたのは

20世紀初頭で、規制されるまでに何十年もかかった。ある種の食べ物が有害だというのはわかっている。でも食べ物はいまだに2～3の段階だ。ポルノはどこにいると思う？　有益な科学研究はほんの数年の歴史しかない。

高速ポルノのリスクについてコンセンサスが得られるのは、アメリカ泌尿器学の年次大会で、ポルノと性障害についての懸念を公表した泌尿器科研究者の努力[251]にもかかわらず、当分先になるかもしれない。そうした懸念はアメリカ海軍のチームからも出ている。[252]また英国の医学博士アナンド・パテルなど、「ポルノをやめるのはむずかしいが、通常の性的興奮と勃起機能への復帰は薬なしで十分可能だ」[253]と述べる人も出ている。悲しいかな、性科学者たちはポルノが全面的に「セックスにとって有益だ」としている。彼らが追いついてくるにはまだまだかかりそうだ。

自分もポルノ起因の性障害から回復したばかりの若き精神療法家は[254]、インターネットポルノ現象はまだ10～15年の歴史しかなく、研究のはるか先を行っていると指摘する。彼はこう書く。

医学研究は遅々としている。うまくいけばこの問題に対処できるのが20～30年後だろうか……その頃には男性の半分は機能不全になっている。製薬会社は、だれかがポルノをやめても薬は売れない。

だがそこまで悲観的にならなくてもいいかもしれない。すでにポルノ利用や問題あるポルノ利用を性障害や現実パートナーに対する興奮低下、ポルノのキューに対する過敏、セックスや交際における満足の低下などと結びつけている論文は30本以上（そして中毒神経化学専門家によるレビュー論文も12本）[▼255]登場している。こうした研究は、私が何年も追跡してきた自己申告と見事に整合している。

確かにまだインターネットポルノの影響について学ぶべきことは多い。だが研究が進む間に、自分自身の体験を信用しよう。ある元利用者はこう書く。

> ポルノの真実を自分で体験したら、もうポルノに関するプロパガンダにだまされることはなくなる。それが宗教家からくるものだろうと、リベラル派やポルノ製作者たちからくるものだろうと。みんな自分なりの魂胆を持っているけれど、こちらには自分の知識があるし、自分にとって何が最適かに基づいて、自分なりの意見を構築すればいい。

▼誤情報の科学を理解しよう

被害者やその医療担当者たちから大量の警告が出ているのに、なぜインターネットポルノの影響についてコンセンサスがまだないのか不思議に思っているなら、タバコ戦争の歴史が示唆的だろう。何年も前はほとんどみんな、銀幕のスターたちですら喫煙した。みんなプカプカやるのが大好きだった。気持ちが落ち着き、頼れる刺激をもたらし、カッコよかった。こんなすばらしい活動が、本当に有害だなんてあり得ない！

ニコチンは本当に中毒性なのか？　死者の肺の中にタールが見られるようになると、信じたがらない喫煙者たちはそれをアスファルトのせいにしようとした。

因果関係研究は実施できなかった。というのも、無作為集団を二つ作り、片方に長年喫煙してもらい、残りは吸わないという状態にしなければならないからだ。どう考えても倫理的に無理だ。一方、喫煙が健康問題を生じていて、人々が禁煙にとても苦労するという他の証拠が山積みになった。相関研究、医師や患者からの証言だ。喫煙習慣だけ異なる類似の被験者を比較する対照研究は、何十年もかかった。

この期間に、タバコ業界の支援を受けた研究は、有害性や中毒の証拠をまったく見つけなかった。予想にたがわず、毎回有害性の新しい証拠が出てくると、業界は「否定研究」を持ち出して、科学者たちも意見がわかれているという印象を作り出した——だから禁煙にはあまりに早すぎる、というわけだ。タバコ業界研究委員会の会長曰く「もし肺の中の煙がまちがいなく癌を引き起こすなら、みんな癌になっているはずだ。みんなとっくに癌になる。原因ははるかに複雑なのだ」と述べた。そして統計的なつながりは「因果性」の証明ではないと一蹴した。

だが最終的に現実は否定できなかった。喫煙はますます多くの被害者を出した。徐々に中毒研究も高度化し、ニコチンが中毒を引き起こす仕組みの生理学を明らかにした。結局、タバコ産業の呪文は破られた。最近でもまだ喫煙者はいるが、リスクを知った上で吸っている。喫煙は無害だというまちがった印象を描き出す活動は消えた。

その間に、無用な被害が大量に生じた。きわめて重要な健康情報は、本当なら数年で常識になるべきだったのが、何十年もかかった——一方、捏造された不確実性がタバコの利益を保護した。

喫煙と病気のつながりを疑問視する大タバコ会社のキャンペーンは、いまや比較無知学(アグノトロジー)――無知の文化的製造の研究という学問分野における古典的な事例となっている。比較無知学は、科学分野における社会への意図的な誤情報と疑念拡散を調べる。『ポルノ漬け(Porned Out)』著者ブライアン・マクドゥーガルが述べるように――

丸ごと一世代が、その有害性をつゆほども知らずにタバコをチェーンスモーキングしていたとは想像しがたいが、同じことが今日オンラインポルノでも生じている。

インターネットポルノは新たな喫煙か？　インターネット接続を持つ若い男性はほぼ全員ポルノを見るし、女性の割合も増えつつある。何かが普通になると必ず、それが無害か「正常」、つまりそれが異常な生理的結果を生み出すことはないという、無批判な想定が生じる。だが喫煙ではそれがまちがっていると証明された。

そして喫煙の場合とまったく同じく、因果性研究はできない。子供の集団を二つ作り、片方を「ポルノ童貞」のままにして、もう片方を長年今日のインターネットポルノ漬けにして、そのうちどれだけ現実のパートナーに惹かれなくなるか、やめられなくなるか、コミュ障になるか、ポルノ起因の性障害や極端なフェティッシュ趣味を生じるかを調べるなどというのは不可能だ。

長年にわたりポルノ利用者と非利用者を追跡する研究は決してできないだろう。特に18歳以下を対象とした研究は無理だ。ポルノを使わない集団を見つけたり、ポルノ利用を正直に申告したりする集団を見つけたりするだけでも困難だ。これに対して、喫煙研究は簡単だ。吸うか吸わないかだし、どんな銘柄のタバコを、一日何本、何歳のときから吸うかを正直に申告しても、何も問題はない。

一方、インターネットポルノ利用者が本書の至るところで述べたような激しい問題に直面しているという、公式非公式を問わず他の種類の証拠が大量に出てきた。しっかりした研究者たちも、インターネットポルノ利用とうつ、不安、社会不安、中毒／強迫観念、フェティッシュとエスカレートする趣味、セックスと交際での不満、本物のパートナーへの低欲望、さらには性的パフォーマンスと身体イメージに関する懸念増大を報告している。▶256

すばらしいことに、人々はポルノをやめてから各種の症状から意外な回復を遂げたと報告している。だが中毒治療施設はインターネットポルノ関連中毒の増加を報告している。弁護士は、インターネットポルノ利用が要因となった離婚の増加を報告している。この報告は、ポルノ利用と離婚確率増大に関する最近の研究でも支持されている。▶257 そして2016年のメタ分析で、ポルノ利用と性的な攻撃性との相関が指摘された。▶258 相関は因果ではない。だが画面が引き起こす射精といったどうでもいい活動の追求で生じる副作用の可能性を無視していいものだろうか？

▼守旧派の逆襲

新しい学問分野の常として、進歩は同時に、守旧派からの声高な抵抗をある程度は引き起こしてきた。メディアと「セックス肯定」成果学者たちは、インターネットポルノが利用者に与える影響を理解し説明しようとする活動について、多様な性的行動を病気に仕立てようとする試みや性的に恥辱感を与える行為だとしょっちゅう主張してみせる。これは科学的な証拠から万人の目を逸らす主張だ。

またこうした連中は、ポルノ利用者の脳に関する神経化学的な研究の豊富さを受け入れようともしない。比較的強力な反対論の流派を見てみよう。みなさんに、インターネットポルノの影響に関する神経化学的主張の消費者としてもっと博識になっていただくためだ。

上で述べた37本の脳研究のうち2本は、ポルノ中毒モデルを完全に否定するものとして引用されることが多い(Steele, et al., 2013[259] およびPrause et al., 2015[260])。だがこの論文で実際に得られた結果は話がちがう。それどころか専門家は、この二つの研究の結論は、実は中毒モデルと整合していると示唆している。どちらもEEG研究であり、逃避の電気活動または脳波を計測する。EEG技術は百年前からあるが、何が実際に脳波を引き起こすのか、脳波の具体的な出力が実のところ何を意味するのかについては、相変わらず議論が続いている。それでも、謎めいているとはいえ、脳活動の水準について何かしら教えてくれるものではある。

キンゼイ系の訓練を受けた性科学者ニッキー・プラウゼは、この二つのEEG研究のスポークスパーソンとして活動している。彼女はこの2013年と2015年の研究が、ポルノ中毒とセックス中毒を否定したと何度も主張している。彼女の大胆な主張は広く喧伝されたが、それを伝える記事はしばしば、科学面で他の視点にまったく触れていない。どうやらプラウゼ自身、もはや何の学術機関にも所属していないらしい。[261]

だがこれらの研究が実際に示したのはどういうことなのか？　そしてそこから得られるはずの結論をどこ

までちんと裏付けているのか？　それを答える前に、どちらもある一つの実験の一段階でしかなかったことは念頭に置こう。２０１３年の研究は、「ポルノ視聴を統制するのに問題を経験している個人」の脳波を測定している。２０１５年の研究は、対照群のＥＥＧ反応を記録し、それを２０１３年被験者のデータと比較した。言い換えると、最初の研究は公表時点では対照群を持っていなかった。

２０１３年の論文では、チームの実際の発見とは真逆の、見出し狙いの主張が二つ行われている。まず、スポークスパーソンは、その被験者の「脳は、他の中毒者が中毒したドラッグに対して示すような反応を画像に対して示さなかった」と述べた。さらに彼女は、自分の得た結果はポルノ中毒が単なる「高い性欲」でしかないという視点を支持すると主張した。▶262

どちらの研究も、参加者が画像を見るときのＥＥＧを測定した。画像のうち38枚は男女一人ずつの性的なものだった。他の１８７枚の非性的な画像は、快適（たとえばスカイダイビング）、中立（たとえば肖像画）、不快（切断された身体）と分類された。ＥＥＧ測定は画像への注目を評価し、性的興奮や報酬系の活性化は見ていない。２０１３年調査（Steele et al.）は二つの主要なＥＥＧ結果を報じている。

一つは、被験者が他のどんな種類の画像よりポルノ写真でＥＥＧの読みが高かったというものだ。これは意外でもなんでもない。被験者（中毒の有無を問わず）はだれかがサンドイッチを食べているところよりは、裸のカップルがセックスしている写真にもっと注目するのが通例だからだ。被験者たちのうち、だれがポルノ中毒だったのか、あるいはポルノ中毒がそもそもいたのかは不明だが、研究は高いＰ３００（ＥＥＧの計測値）は中毒者が自分の中毒に関係したキューに曝されたときに発生することを一貫して示した（キュー応答性）。要するに、こうした被験者のエロ画像への注目は、まちがいなく中毒と整合している。

だがポルノ中毒を否定しようと急ぐあまり、スポークスパーソンのプラウゼは、プレスリリースやインタビューで、被験者たちの「脳が中毒のように見えなかった」と述べた。これは事実ではない。つまり、それぞれの強迫観念行動に関連した写真への反応として、関心がピョンと盛り上がっている。2013年の研究には、中毒者の脳には見えないという主張を裏付けるものは何もなく、研究チームはいまだに、被験者とドラッグ中毒者との間に存在すると主張されている「脳の違い」を明らかにしていない。

2013年研究の二つ目の結論とは？　問題あるポルノ利用者でポルノへの脳活性化が高かった人々は、脳活性化の低かった問題ある利用者と比べると、パートナーとセックスしたいという欲望が相対的に低かった（が、自慰したい欲望は低くない）。別の言い方をすると、ポルノへの脳活性化が高くて渇望を抱いた個人は、現実の人間とのセックスよりポルノでオナるほうを好んだ。これはまちがいなく、こうした人々の一部が中毒者かもしれないという発想と整合している。自分のポルノ利用を懸念する人の多くは、自分がしょっちゅう自慰はするが、パートナーのいるセックスはポルノ利用ほど興奮しないと報告している。

だがスポークスパーソンは公式に、チームが得た結果の正反対を述べ、ポルノ利用者は単に「高い性欲」を持っているだけだと主張した。だが繰り返すと、パートナーのいるセックスに対する被験者の欲求は、ポルノ利用への渇望が高まるにつれて、かえって下がった。査読付き論文最低5本が、この研究の結果はポルノ中毒モデルと整合していることを指摘している。▸263

2年後の2015年、プラウゼらは実際の対照群を2013年の被験者たちと比較して、2本目の研究を生み出した(Prause et al.)[264]。対照群は、普通のポルノの画像を見たときに、ＥＥＧの計測値が予想通り跳ね上がった。そしてその上昇は、２０１３年の問題あるポルノ利用者より少し高かった。言い換えると、対照群も問題あるポルノ利用者も、ポルノへの応答としてＥＥＧが跳ね上がったが、問題あるポルノ利用者は対照群に比べて注目が少し弱かったということだ。これは、彼らの脳が性的画像を、対照群ほど興味深いと思わなかったということだ。

前回はチームのスポークスパーソンは、問題利用者のＥＥＧ測定値の跳ね上がりは、彼らが中毒者ではないということだと述べた。今回彼女は、問題ポルノ利用者が示した(相対的に)低い計測値が何やらポルノ中毒を「否定している」と述べる。だが実際には、低いＥＥＧ測定値は問題利用者が、健常な対照群被験者たちに比べて写真にあまり注目しなかったことを示している。単純に言うと、彼女のひんぱんなポルノ利用者たちは、普通のポルノの静止画像には脱感(退屈して慣れっこになっている)しているらしいということだ。この結果は、インターネットポルノ利用者の他の脳研究と見事に整合している。そのどれもが、中毒モデルと整合していることを専門家たちが確認している。たとえば「Kühn & Gallinat」[265]論文もまた、ポルノ利用増大は、普通のポルノ静止画に対する反応として脳活性化低下と相関していることを発見している。「Banca et al.」[266]は、ポルノ中毒者たちが、性画像にはすぐ慣れっこになることを発見している。「Banca」論文著者たちは、緩慢な脳反応がエスカレーションをさらに極端なネタへと押しやるかもしれないと警告している。これは中毒の徴《しるし》と言える。

混乱の源の一部は、表層的に見ると、２０１３年の研究では問題ポルノ利用者に高いＥＥＧの跳ね上がりが見られ、2015年の研究では問題ポルノ利用者のEEG跳ね上がりが低かったということにあるようだ。重要なちがいは、そのEEG跳ね上がりをだれと比べるのか、ということだ。2013年の研究は、問題ポルノ利用者だけを計測し、そのEEGのポルノに対する跳ね上がりをポルノ以外についての跳ね上がりと比較した。ポルノへの跳ね上がりは、他のあらゆる種類の画像に対するものより高かった。これに対して2015年の研究は、問題ポルノ利用者の2013年EEGを、新しく組織された対象群のEEGの跳ね上がりと比べた。問題ポルノ利用者のポルノに対する高い跳ね上がりは、対象群がポルノに対して示した高い跳ね上がりよりわずかに低かった。

インターネットポルノ研究とその解釈は、ポルノ画像(静止画でも動画でも)を見るのは単なるキューではなく、それ自体が中毒行動だという事実でややこしくなっている。これに対し、ウォッカボトルの画像を見るのは、アル中にとってはキューだ(画像は飲めない)。アル中の脳はキューを見て、対象群よりも大量に発火するが、非アル中と同じ興奮を得るにはアルコールを飲まねばならない。同様に、キューンとプラウゼの研究における重度のポルノ利用者たちは、明らかにその興奮を得るためにもっと強い刺激を必要とした。ただの静止画には普通の反応を見せなかった。専門家はこれを、耐性(およびその根底にある中毒関連の脳変化)の証拠と見なす。

いまのところ、査読論文6本が、スポークスパーソンによる彼女のチームの第二論文解釈に異議を唱えている。▶267 どれも彼女のチームの2015年研究が見つけたのは、ひんぱんなポルノ利用者における脱感/習慣化だと示唆する(中毒モデルの予測の通りだ)。だがプラウゼは、自分のチームが中毒モデルを否定したのだと主張し続けている。

査読論文の一部は、この二つの研究に深刻な手法的欠陥があると批判している。まず2013年EEG研究は、比較するための「非中毒者」対照群がない。だがそこで行われたような主張を行うには対照群が不可欠だ。第二に、実験の問題ポルノ利用者の多くは、本当のポルノ中毒者ではなかった。中毒者と非中毒者で脳活性化パターンを比較する研究では、だれがポルノを強迫観念的に使い、だれがそうでないかを見極めねばならない。ポルノ中毒の多くの脳研究とはちがい、この研究の研究者たちは、インターネットポルノ利用評価ツールで被験者の事前スクリーニングをしていない。被験者たちはアイダホ州ポカテロから「性的画像鑑賞を抑える問題に直面している」被験者を求めるオンライン広告で集められた。

2013年インタビューで、このチームのスポークスパーソンは、被験者たちの多くがわずかな問題しか体験していない(つまり中毒者ではない)ことを認めた。[268] 中毒者と判断される被験者を集めて調査もしていないのに、「中毒モデルを否定」などできるはずがない。

第三に、研究者たちは被験者を精神病、強迫行動や他の中毒についてスクリーニングしなかった。これは中毒の脳研究で決定的に重要だ。これがないと、研究者たちは、計測しているのが中毒の影響(あれば)であって、他の疾病の影響ではないという多少の安心も得られない。

第四に、そして最も深刻かもしれない点として、研究の被験者たちは異質性を持っていない。男性もいれば女性もいて、非異性愛者もいたが、全員が標準的な、おそらくはつまらない、男女ポルノを見せられている。これだけでもどんな結論も疑問視されてしまう。なぜか？ 様々な研究で、男性と女性とでは性的映像や動画に対する脳反応が大幅にちがうことが裏付けられているからだ。だからこそ真面目な中毒研究者たちは、慎重に被験者のマッチングを行う。

こうした欠陥のため、実験結果の解釈は不可能となる。だからこそ一部の神経科学者たちは、これらの論文を最近の文献レビューから外したのだろう。▼269

オンラインでは、プラウゼの、この二つのEEG研究で「ポルノ中毒は否定された」「棄却された」という主張に基づく論説はすぐに見つかる。だが彼女の主張はまちがっている。これらの研究が生み出す情報は、彼女が引き出した結論を支持するものではない。さらに手法上の問題のため、情報は信頼できる形ではいかなる結論をも支持していないということになってしまう。

もう一つプラウゼの広く喧伝されたおしゃべりの論点は、中毒など存在せず、「存在するのは性行動のまわりに『中毒性障害』という性的な恥辱のレッテルを貼ろうとする文化的トレンド」だけだ、というものだ。▼270 彼女はまたオンラインの回復フォーラムを「辱めのフォーラム」と決めつけている。

恥をめぐる主張は、最も声高なブロガーや研究者の一部によく見られる。その多くは元宗教関係だったり保守的な育ちに反応したりしているようだ。だがこれは不思議な主張だ。というのも、最も人気あるオンラインポルノ回復フォーラムのメンバーの大半は、無宗教か無神論者らしいし、▼271 その多くはひどい症状の懸念がなければ、嬉々としてポルノを使い続けていたはずだからだ。彼らが感じる恥はすべて、その利用を一時的に抑えられなくなっていることについてであって、性的な恥辱などではない。またこうしたフォーラムへの投稿者たちがお互いを辱めあっているという証拠もまるでない。Reddit/NoFapといったサイトへの訪問者たちは、その会員たちが驚くほど助け合い、善意に満ちている。

さらに、どんな種類の恥であれ、ポルノ利用者の脳に立派な神経科学者たちが次々に見つけている、疑問の余地のない中毒関連の脳変化を引き起こすという証拠はまったくない。むしろ、そうした脳変化はまさに、中毒と望まぬ性的条件づけの自己申告の背後にある変化そのものだと示す根拠がそこら中に見られる。

ポルノ利用が無害か、むしろ有益だと主張するのは、声高な性科学者たちだけではない。そうした人々はしばしば自分の論文だけを根拠にする。またセックスカウンセラーが、自分の見方に反する研究を、相関的なものだろうと長期追跡研究だろうと何だろうと否定するのもありがちだ。

また被害と称するものを真面目に主張するつもりなら、まずは「二重盲検調査」をやれと主張する人もいる。確かにこれはずいぶん厳密な科学っぽい――「二重盲検」などという科学的に立派そうなものに反対する人がいるだろうか？　だがこれは、とんでもなくバカげている。「二重盲検」は、調査者も被験者も、変数が変えられたのを知らないということだ。たとえば、どちらもだれが薬をもらい、だれがプラシーボをもらっているかわからないということだ。「二重盲検」は、検査者はそれを知っているが被験者は知らないということだ。ポルノ利用については、どちらの種類の研究も不可能なのは自明なはずだ。被験者は常に、自分がポルノ利用をやめたかどうか知っている。この文脈でだれかが「二重盲検研究」を要求するのを聞いたら、一つまちがいないことがある。その人は自分で何を言っているのかわかっていない、ということだ。

いつも言うことだが、最も参考になる因果実験として現在可能なものは、この瞬間も各種オンラインフォーラムで、何千もの人々が実施している。ポルノ利用者は、みんな共通して持つたった一つの変数を除去している。ポルノ利用だ。この「研究」は完璧ではない。彼らの人生には他の変数も作用している。だがそれは、抗うつ薬などの影響を試験する正式研究の場合でもまったく同じだ。被験者は常に食生活も、交際状況も、子供時代もその他もちがっている。そろそろ客観的学術研究者もオンラインの先駆者たちに続いて、政治化された解釈に左右されない因果の方向性を明らかにするような研究を設計するべきだ。[272]

一部の専門家は、ポルノ中毒否定論者はタバコ産業の傀儡《かいらい》とはちがうと考える。[273] そのちがいは、動機がどうやら無批判な「セックス肯定論」から発しているらしいということだ。

▼教育――でも何をだれが教える？

研究者たちが、自分の理論ではなくティーンたちの現実に基づいた質問を投げかけるようになると、何が起きただろうか？　データはすぐに本書の逸話と合致した。

16〜18歳男女のアナルセックス研究[274]は、イギリスの多様な場所3ヶ所から大規模な定性的標本をとって分析した。研究者たち曰く「若い男女でアナルセックスが気持ちよいと述べた人はほとんどおらず、どちらもアナルセックスは女性にとって痛いだろうと考えた」

どちらも気持ちよいと思わないなら、なぜカップルたちはアナルセックスをするのか？　「若者がアナルセックスをする理由として挙げた主要な理由は、男性がポルノで見たものを真似たくて、そちらのほうが『キツイ』からという。そして『みんなやってるのは、たぶんそれが好きだからなんだろう』という（これが、それは女性にとって痛いはずだという矛盾する予想と並んで述べられた）」

これは、思春期の脳訓練の完璧な例のようだ。「これが普通のやり方なのか、じゃあ自分もやろう」というわけだ。また作用しているのは、ポルノで見た場面を自分も再現できたと仲間に自慢したいという欲望だ。

だがポルノ消費者はまた、今日のポルノ利用者について研究者が報告している、快楽感受性の鈍化（脱感）に伴う、もっと「ヤバい」性行為やもっと激しい刺激（「キツイ」）を求めているのかもしれない。もしそうなら、ティーンたちは「快楽、苦痛、合意、強制についての話し合い」（アナルセックス研究者たちの提言）より多くのものを必要とする。若き消費者たちは同時に、慢性的な過剰刺激が脳を変えてしまい、もっと強烈な刺激を求めてさらなる探究を後押しすることになりかねないのを学ぶ必要がある。

すでに、ティーンたちはポルノが生活に望まぬ影響を与えているのに気がつきはじめている。イギリス全国の18歳に対して２０１４年にアンケートを行なったら[▶275]、次のような結果となった。

◉ポルノは中毒性がある――賛成67％、反対８％
◉ポルノは若者の性関係に対する見方に悪影響がある――賛成70％、反対９％
◉ポルノは女の子や若い女性が特定の形でふるまうような圧力につながっている――賛成66％、反対10％
◉ポルノはセックスへの非現実的な態度につながる――賛成72％、反対７％
◉ポルノを見ても悪いことは何もない――賛成47％、反対19％

ストリーミングポルノで育ち、それが仲間に与える影響を見てきたティーンは、彼らを教育しようとする性科学者たちよりもその影響について詳しいのではないだろうか。ポルノを見ること自体を悪いと思うティーンはたった19%だが、三分の二以上がポルノの有害な影響を感じている。

こうした結果は、多くの若者がポルノに関する性科学のナラティブにはおさまらないと示唆している。彼らは別にポルノを見るのが悪いとは思っていない。つまり、清教徒的な理由や「セックス否定論」的な恥の感覚から拒否しているのではない。だがポルノ自体にまったく反対しない子たちの多くが、それが深刻な問題を引き起こしかねないと信じている。証拠を見れば、今日の利用者とその仲間たちの言うことに耳をかたむけるべきだ。この現象はあまりに急速に発達しているからだ。思春期の若者を露骨なネタから完全に遠ざけようとしても無駄のようだが、それが潜在的に持つ被害についてきちんと教えないのは、無謀なまでに無責任に思える。

では(潜在的)ポルノ利用者を、喫煙者と同様にわかった上での選択ができるよう準備させるにはどうすればいいだろうか? 教育が鍵だ、という話を聞いたことがあるかもしれない。それはその通りだとは思う。だがそうした教育は、関連した脳科学の訓練を受けた専門家が行うべきだ。消費者は今日のインターネットポルノ利用者が報告している症状を理解すべきだし、脳の学習方法、慢性的な過剰消費による脳の悪化(性的条件づけ、中毒)、そして望まない脳変化を逆転させるには何が必要となるかも知る必要がある。

さらに、脳の原始的な欲求機構、つまり報酬回路が進化に基づいて設定された優先順位を持つことを知れば、あらゆる年齢層の人々が恩恵を受ける。その優先順位は、生存と遺伝的成功を確実にするために設定されているのだ。潜在的な結果がどうあれ、カロリーが多い方に「それだ!」と告げ、「繁殖」機会に飛びつく。

人々はまた、報酬回路のバランスが生涯にわたる感情的、身体的、精神的な健康には不可欠だというのを知るべきだ。なぜならそれは、意識しないうちに知覚と優先順位を左右してしまうからだ。そして人間が報酬回路のバランスに向けて進むための手法についても知るべきだ。運動などの有益なストレス活動、自然の中での時間、仲間とのつきあい、健全な交際、瞑想などだ。

いったん神経可塑性についてはっきり考えられるようになったら、どうしても人生に何を求めるかという問題が出てくる——よい生活とは何だと考えるか、という話だ。各自は自分なりの答を出すしかない。だがある種の物質や行動が、求める人生を選ぶ能力に与える脅威を理解したほうが、その判断を正しく下せる。自己決定には、自分自身をできる限り理解することが必須だ。

若者を扱うときには、露骨な性的ネタがもたらすリスクを理解する責任はなおさら高まる。思春期の若者は、何がよい生活かを自分では安全に決められないし、彼らの報酬回路を乱すのは、大人の場合よりも被害が大きいと考えるべき理由もある。だから、性的な条件づけと中毒について、思春期の脳が持つ独得の弱点について、もっと広範な教育が望まれる。思春期の脳は成人の脳より可塑的で、進化的に言えば、彼らの最も重要な仕事は、うまく再生産できるように性的環境に適応することなのだ。

子供たちを田舎に連れ出して、それがもたらす生理的な影響を自分で感じさせよう。Wifiアクセスのいらないつながりと充実の可能性を理解させよう。画面から離れるようにさせよう。ほんの数年前に比べても、脳の仕組みについての理解ははるかに進んでいる。その知識を若者たちと共有し、孤独と中毒から脱することですばらしい報いが得られる文化の中で、華開くのを助けてあげなくてはならない。

だが聞こえてくるのは、学校は子供に対し、同意の重要性、ちがっている人々をいじめてはいけないこと、性的恥辱のリスク、「よいポルノ」と「悪いポルノ」の見分け方だけ教えればいいのだ、という意見だ。たとえば2013年に『デイリーメール』紙はこう宣言した。「教師たちはポルノの授業をして生徒たちに『すべてが悪いわけじゃない』と教えるべきだ、と専門家たちは語る」。ポルノを楽しむために必要な唯一のことは、妄想と現実とのちがいだけなのだというのだ。

悲しいかな、子供たちに「よいポルノ」さえ教えれば問題が防げるとか、今日の過剰刺激環境に備えられるとかいう科学的な証拠は微塵も存在していない。そうした考え方は、むしろ何百ものインターネット中毒に関する脳科学研究や、インターネットポルノ利用の研究に逆行している。[276] そのすべては、インターネット自体——つまりオンデマンドで果てしなく魅力的な刺激を配信——こそが主要な災厄なのだと示唆している。ポルノ利用者がその遠足を「よいポルノ」に限ったとしても、性的反応を画面や覗き趣味、孤立、好きなだけクリックして刺激を増す能力に条件づけしてしまったら、本物のパートナーに惹かれなくなるという危険に直面することになる。

ぼくは運動選手型の女性の写真を使うだけだ。でも自分が射精するのに適した完璧な女の子や画像を求めて探すので、オナセッション一回あたり何百もの画像を見る。いまのガールフレンドは、実はぼくがオナる対象と一致している。すごく惹かれてはいるんだけれど、なんか勃起が弱い。たぶん脳が「探す」部分にも再配線されて、さらに多様性と、自分以外を楽しませることは考えなくていいとい

う安楽さにも関係づいてしまったんだと思う。

「よいポルノ」を見てもリスクは減らないし、セックスを恥ずかしいことと思ってしまうのではと恐れるあまり、潜在的な害の背後にある科学について視聴者に報《しら》せなくてもリスクは減らない。脳が過剰刺激に対して平気で適応してしまった(そしてその結果としてバランスを崩してしまった)利用者にとって、性的に興奮させる画像がすぐに果てしなくアクセスできる世界で、「よい」デジタルポルノなどというものはあるのだろうか? 露骨な画像一枚では問題にならない。砂糖をおさじに一杯食べたくらいで糖尿にならないのと同じだ。でもインターネットでは、そこらじゅう砂糖だらけだ。宗教的だろうと、宗教を捨てた人だろうと、無宗教の人だろうと、インターネットの果てしないエロチックな目新しさは、リスクの高い超常刺激なのだ。

また「現実的なセックス」を教えたところで、ティーンを放置すれば極端なコンテンツにアクセスしてしまうのは自明だろう。ティーンの脳は、異様で不思議なものに惹かれる傾向を持って進化してきた。それは目新しい驚きに強力に惹かれる。だからこんなおめでたい方針は、ティーンに古い『プレイボーイ』を渡して、適切なコンテンツは5ページから8ページまでだけですからね、と告げるようなものだ[訳注=『プレイボーイ』など欧米雑誌は、巻頭数ページは文字だけの記事ページで、グラビアは真ん中のページにある]。ティーンなら、まずどのページを開こうとするだろうか?

ついでながら、よいポルノ/悪いポルノや性的辱め仮説は、あまり気高いとはいえない意図から生じている可能性もある。それは「価値観」についての果てしない論争の基盤となるのだ。それは最も声高で、その分野に特化したジャーナリストたちを引っ張り込み、自分が好む種類のポルノは適切だとロビイングしつつ、批判者たちが恣意的な「辱め」基準を押しつけようとしているのだと主張し続けられるようにする。だが正直いって、研究が示す通り、[277]ポルノコンテンツと視聴者の指向は、その配信手法に比べればどうでもいいようだ。ポルノビデオのストリーミング動画が出現して以来、エスカレートして変わり続ける性的嗜好、各種の性障害や現実パートナーに魅力を感じなくなる現象が、あらゆる集団の一定割合に影響しているようだ。ゲイだろうと、ストレートだろうと、その間だろうと。問題を引き起こしているのは、利用者が自分を過剰刺激できてしまうやり方なのだ。

その危険性の話ついでに言うと、VRポルノが何をもたらすか、未だにだれも知らない。だが研究室からの報告も[278]、現実生活からの報告も[279]恐ろしいものだ。

それを見せた万人の反応は同じだ。「うわ、半端ねえ、このクソは強烈だぜ。これですべてが変わる」

ぼくはかなり早期のVR利用者だった……そして2015年頃に事態が本当に活発になり、結果としてぼくの中毒も悪化した。人生で初めて、本当にポルノにお金を出していたよ。P2Pで手に入るようになるのを待ちきれなかったから！

> 私は42歳だが、12歳頃からほぼ毎日ポルノ自慰者だった。PIED問題を起こしたことは一度もない。VRポルノはほんの数ヶ月使っただけだ——それも月に二度ほど。だがそのごく限られた曝露《ばくろ》ですら、PIED問題をいくつか引き起こした。それだけの価値はまるでない。

✣

> このクソと戦うのに何か手をうたないと。VRポルノの世界で育つガキどもは地獄を見ることになる。ポルノ産業にとっては濡れ手に粟だ。将来世代を助けるのは我々、知識と経験と手段を持つ者たち次第だ。我々が力をあわせればポルノを終わらせる世代になれる。だが少なくとも、我々のメッセージをオッパイ画像くらい明確に打ち出せれば、次世代に少なくとも太刀打ちできる機会くらいは与えられる！

とりあえずは、論争を非科学的な騒音から引き離して、ポルノ利用者への影響と、彼らの経験を説明できるしっかりした科学に向けさせよう。その過程で、人間のセクシュアリティについてもいろいろ学べるはずだ。

結局のところ、そうしたところに焦点をあわせればポルノ利用者のためにもなる。喫煙者と同じく、ポルノ利用についても、それが我々のような可塑的な脳に与える危険性を十分に承知し、きちんとわかった上での選択ができるようになるのだ。

人はその繰り返す行為で定義される――アリストテレス

さらに学びたい人のために

▶Burnham, Terry and Phelan, Jay, Mean Genes: From Sex to Money to Food Taming Our Primal Instincts, New York: Basic Books, 2000. 脳の報酬回路が人々に、必ずしも当人の利益にならないことをやらせるという、楽しい勉強になる本。

▶Chamberlain, Mark, PhD and Geoff Steurer MS, LMFT, Love You, Hate the Porn: Healing a Relationship Damaged by Virtual Infidelity, Salt Lake City: Shadow Mountain, 2011. 既婚カップルで、伴侶のポルノ利用に相手が深く苦しんでいる人々のための実用ガイド。

▶Church, Noah B.E., Wack: Addicted to Internet Porn, Portland: Bvrning Qvestions, LLC, 2014. ポルノ関連性障害から回復した24歳の、見事で読みやすい個人的証言。

▶Doidge, Norman, MD, The Brain That Changes Itself, New York: Viking, 2007. 脳の可塑性についてのすばらしい本、セックスとポルノについての章もある。

▶Fisch, Harry, MD, The New Naked: The Ultimate Sex Education for Grown-Ups, Naperville: Sourcebooks, Inc. 2014. ポルノ関連問題を抱えるカップルのための、標準的な自助本。

▶Fradd, Matt, The Porn Myth: Exposing the Reality Behind the Fantasy of Pornography, Ignatius Press, 2017. フラッドは、ポルノ中毒否定論者のありがちな議論に反論す

る。

▼Hall, Paula, Understanding and Treating Sex Addiction: A Comprehensive Guide For People Who Struggle With Sex Addiction And Those Who Want To Help Them, East Sussex: Routledge, 2013. イギリスの療法家による、セラピストやポルノの害を受けている人々のための実用ガイド。

▼McDougal, Brian, Porned Out: Erectile Dysfunction, Depression, And 7 More (Selfish) Reasons To Quit Porn, Kindle ebook, 2012. 回復したポルノ利用者による短く有益な本。

▼Maltz, Wendy, LCSW, DST and Larry Maltz, The Porn Trap: The Essential Guide to Overcoming Problems Caused by Pornography, New York: Harper, 2010. アメリカの療法家による、セラピストやポルノの害を受けている人々のための実用ガイド。

▼Robinson, Marnia, Cupid's Poisoned Arrow: From Habit to Harmony in Sexual Relationships, Berkeley: North Atlantic Books, 2011. セックスが脳と交際関係に与える影響を論じる。ポルノの章あり。

▼Toates, Frederick, How Sexual Desire Works: The Enigmatic Urge, Cambridge: Cambridge University Press, 2014. トーツはオープン大学における生物心理が言う名誉教授で、神経可塑性が人間のセクシュアリティのほぼあらゆる側面にどう関連しているかを概説し、中毒についても語る。

SnpJZjA/view?usp=drive_web&usp=embed_facebook.
▸272——Wilson, G. Eliminate Chronic Internet Pornography Use to Reveal Its Effects. ADDICTA Turk J Addict 3, 1–13 (2016).
▸273——Hatch, L. The Bogus Sex Addiction 'Controversy' and the Purveyors of Ignorance. Psych Central.com : http://blogs.psychcentral.com/sex-addiction/2014/03/the-bogus-porn-addiction-controversy-and-the-purveyors-of-ignorance/
▸274——Marston, C. & Lewis, R. Anal heterosex among young people and implications for health promotion: a qualitative study in the UK. BMJ Open 4, e004996 (2014).
▸275——Researchers find time in wild boosts creativity, insight and problem solving. The University of Kansas (2012). https://news.ku.edu/2012/04/23/researchers-find-time-wild-boosts-creativity-insight-and-problem-solving.
▸276——Banca, P. et al. Novelty, conditioning and attentional bias to sexual rewards. J. Psychiatr. Res. 72, 91–101 (2016).
▸277——Janssen, E. & Bancroft, J. The Psychophysiology of Sex., Chapter: The Dual-Control Model: The role of sexual inhibition & excitation in sexual arousal and behavior. in The Psychophysiology of Sex 197–222 (Indiana University Press, 2007); Downing, M. J., Schrimshaw, E. W., Scheinmann, R., Antebi-Gruszka, N. & Hirshfield, S. Sexually Explicit Media Use by Sexual Identity: A Comparative Analysis of Gay, Bisexual, and Heterosexual Men in the United States. Arch. Sex. Behav. (2016). doi:10.1007/s10508-016-0837-9
▸278——Blair, O. Virtual reality pornography could raise issues about consent, researchers warn | The Independent. http://www.independent.co.uk/life-style/love-sex/porn-virtual-reality-pornography-consent-issues-reality-fantasy-tech-a7744536.html.
▸279——Zolo, M. I tried VR porn, and we are F**KED. | Naughty Nomad, http://naughtynomad.com/2016/11/02/i-tried-vr-porn-and-we-are-fked.

L. & Hajela, R. Neuroscience of Internet Pornography Addiction: A Review and Update. Behav. Sci. Basel Switz. 5, 388–433 (2015); Hilton, D. L. 'High desire', or 'merely' an addiction? A response to Steele et al. Socioaffective Neurosci. Psychol. 4, (2014).

▶264——Prause, N., Steele, V. R., Staley, C., Sabatinelli, D. & Hajcak, G. Modulation of late positive potentials by sexual images in problem users and controls inconsistent with "porn addiction". Biol. Psychol. 109, 192–199 (2015).

▶265——Kühn, S. & Gallinat, J. Brain Structure and Functional Connectivity Associated With Pornography Consumption: The Brain on Porn. JAMA Psychiatry 71, 827–834 (2014).

▶266——Banca, P. et al. Novelty, conditioning and attentional bias to sexual rewards. J. Psychiatr. Res. 72, 91–101 (2016).

▶267——Park, B. Y. et al. Is Internet Pornography Causing Sexual Dysfunctions? A Review with Clinical Reports. Behav. Sci. 6, (2016); Kunaharan, S., Halpin, S., Sitharthan, T., Bosshard, S. & Walla, P. Conscious and Non-Conscious Measures of Emotion: Do They Vary with Frequency of Pornography Use? Appl. Sci. 7, 493 (2017); Love, T., Laier, C., Brand, M., Hatch, L. & Hajela, R. Neuroscience of Internet Pornography Addiction: A Review and Update. Behav. Sci. Basel Switz. 5, 388–433 (2015); Kraus, S. W., Voon, V. & Potenza, M. N. Neurobiology of Compulsive Sexual Behavior: Emerging Science. Neuropsychopharmacology 41, 385–386 (2016); Kraus, S. W., Voon, V. & Potenza, M. N. Should compulsive sexual behavior be considered an addiction? Addiction 111, 2097–2106 (2016); Gola, M. Decreased LPP for sexual images in problematic pornography users may be consistent with addiction models. Everything depends on the model. (Commentary on Prause, Steele, Staley, Sabatinelli, & Hajcak, 2015). Biol. Psychol. 120, 156–158 (2016).

▶268——Gola, M. Decreased LPP for sexual images in problematic pornography users may be consistent with addiction models. Everything depends on the model. (Commentary on Prause, Steele, Staley, Sabatinelli, & Hajcak, 2015). Biol. Psychol. 120, 156–158 (2016).

▶269——Stark, R. & Klucken, T. Neuroscientific Approaches to (Online) Pornography Addiction. in Internet Addiction 109–124 (Springer, Cham, 2017). doi:10.1007/978-3-319-46276-9_7; Kühn, S. & Gallinat, J. Neurobiological Basis of Hypersexuality. in (ed. Neurobiology, International Review of Neurobiology) (Academic Press).

▶270——ICD-11 Beta Draft, Comment by Nicole Prause. (2017). http://apps.who.int/classifications/icd11/browse/f/en#/http%3a%2f%2fid.who. int%2ficd%2fentity%2f1630268048.

▶271——NoFap April 2012 Survey - Summary Results.pdf. NoFap 20112 Survey -Google Docs : https://drive.google.com/a/reuniting.info/file/d/0B7q3tr4EV02weTFmV0oy

Potenza, M. N. Should compulsive sexual behavior be considered an addiction? Addiction 111, 2097–2106 (2016); Kühn, S. & Gallinat, J. Neurobiological Basis of Hypersexuality. in (ed. Neurobiology, International Review of Neurobiology) (Academic Press); Griffiths, M. D. Compulsive sexual behaviour as a behavioural addiction: the impact of the internet and other issues. Addiction 111, 2107–2108 (2016); Brand, M. & Laier, C. Cybersexsucht. Suchttherapie 16, 173–178 (2015); Kraus, S. W., Voon, V., Kor, A. & Potenza, M. N. Searching for clarity in muddy water: future considerations for classifying compulsive sexual behavior as an addiction. Addiction 111, 2113–2114 (2016); Brand, M., Young, K. S., Laier, C., Wölfling, K. & Potenza, M. N. Integrating psychological and neurobiological considerations regarding the development and maintenance of specific Internet-use disorders: An Interaction of Person-Affect-Cognition- Execution (I-PACE) model. Neurosci. Biobehav. Rev. 71, 252–266 (2016); Hilton Jr., D. L., Carnes, S. & Love, T. L. The Neurobiology of Behavioral Addictions. in Neurobiology of Addiction 176–190 (Oxford University Press, 2016).

▸256——Goldsmith, K., Dunkley, C. R., Dang, S. S. & Gorzalka, B. B. Pornography consumption and its association with sexual concerns and expectations among young men and women. Can. J. Hum. Sex. (2017). doi:10.3138/cjhs.262-a2

▸257——Perry, S. L. & Schleifer, C. Till Porn Do Us Part? A Longitudinal Examination of Pornography Use and Divorce. J. Sex Res. 1–13 (2017). doi:10.1080/00224499.2017.1317709

▸258——Wright, P. J., Tokunaga, R. S. & Kraus, A. A Meta-Analysis of Pornography Consumption and Actual Acts of Sexual Aggression in General Population Studies. J. Commun. 66, 183–205 (2016).

▸259——Steele, V. R., Staley, C., Fong, T. & Prause, N. Sexual desire, not hypersexuality, is related to neurophysiological responses elicited by sexual images. Socioaffective Neurosci. Psychol. 3, (2013).

▸260——Prause, N., Steele, V. R., Staley, C., Sabatinelli, D. & Hajcak, G. Modulation of late positive potentials by sexual images in problem users and controls inconsistent with "porn addiction". Biol. Psychol. 109, 192–199 (2015).

▸261——Nikky Prause (client). media 2x3 : http://media2x3.com/category/nikky- prause/.

▸262——New Brain Study Questions Existence of "Sexual Addiction". Psychology Today : http://www.psychologytoday.com/blog/the-sexual-continuum/201307/new- brain-study-questions-existence-sexual-addiction.

▸263——Park, B. Y. et al. Is Internet Pornography Causing Sexual Dysfunctions? A Review with Clinical Reports. Behav. Sci. 6, (2016); Banca, P. et al. Novelty, conditioning and attentional bias to sexual rewards. J. Psychiatr. Res. 72, 91–101 (2016); Kunaharan, S., Halpin, S., Sitharthan, T., Bosshard, S. & Walla, P. Conscious and Non-Conscious Measures of Emotion: Do They Vary with Frequency of Pornography Use? Appl. Sci. 7, 493 (2017); Love, T., Laier, C., Brand, M., Hatch,

Addict. Behav. 29, 1056–1067 (2015).
▸246——Why does a vivid memory 'feel so real?' ScienceDaily : https://www.sciencedaily.com/releases/2012/07/120723134745.htm.
▸247——Toates, F. How sexual desire works: The enigmatic urge. (Cambridge University Press, 2014).
▸248——Seigfried-Spellar, K. C. Deviant Pornography Use: The Role of Early-Onset Adult Pornography Use and Individual Differences. Int. J. Cyber Behav. Psychol. Learn. IJCBPL 6, 34–47 (2016); Seigfried-Spellar, K. C. & Rogers, M. K. Does deviant pornography use follow a Guttman-like progression? 29, 1997–2003 (2013).
▸249——Reddit/NoFap. Porn Genre Survey April 2012 - Summary Results.pdf. Reddit/NoFap : https://docs.google.com/file/d/0B7q3tr4EV02wbkpTTVk4R 2VGbm8/edit?pli=1&usp=embed_facebook.
▸250——Miner, M. H. et al. Understanding the Personality and Behavioral Mechanisms Defining Hypersexuality in Men Who Have Sex With Men. J. Sex. Med. 13, 1323–1331 (2016); Štulhofer, A., Jurin, T. & Briken, P. Is High Sexual Desire a Facet of Male Hypersexuality? Results from an Online Study. J. Sex Marital Ther. 42, 665–680 (2016); Carvalho, J., Štulhofer, A., Vieira, A. L. & Jurin, T. Hypersexuality and high sexual desire: exploring the structure of problematic sexuality. J. Sex. Med. 12, 1356–1367 (2015).
▸251——Tarek Pacha, DO. Part #1: Porn Induced Erectile Dysfunction (PIED): problem and scope. (2016).
▸252——Thompson, D. Study sees link between porn and sexual dysfunction. https://medicalxpress.com/news/2017-05-link-porn-sexual-dysfunction.html.
▸253——Patel, A. This is the real reason young men suffer from erectile dysfunction. Netdoctor (2017): http://www.netdoctor.co.uk/healthy-living/sexual-health/a26930/the-real-reason-young-men-suffer-from-erectile-dysfunction/.
▸254——Ko, C.-H. et al. The exacerbation of depression, hostility, and social anxiety in the course of Internet addiction among adolescents: a prospective study. Compr. Psychiatry 55, 1377– 1384 (2014).
▸255——Park, B. Y. et al. Is Internet Pornography Causing Sexual Dysfunctions? A Review with Clinical Reports. Behav. Sci. 6, (2016); Stark, R. & Klucken, T. Neuroscientific Approaches to (Online) Pornography Addiction. in Internet Addiction 109–124 (Springer, Cham, 2017). doi:10.1007/978-3-319-46276-9_7; Love, T., Laier, C., Brand, M., Hatch, L. & Hajela, R. Neuroscience of Internet Pornography Addiction: A Review and Update. Behav. Sci. Basel Switz. 5, 388–433 (2015); Phillips, B., Hajela, R. & Hilton, D. L. JR. Sex Addiction as a Disease: Evidence for Assessment, Diagnosis, and Response to Critics. Sex. Addict. Compulsivity 22, 167–192 (2015); Kraus, S. W., Voon, V. & Potenza, M. N. Neurobiology of Compulsive Sexual Behavior: Emerging Science. Neuropsychopharmacology 41, 385–386 (2016); Kraus, S. W., Voon, V. &

▶231——Smith, M. A., Schmidt, K. T., Iordanou, J. C. & Mustroph, M. L. Aerobic exercise decreases the positive-reinforcing effects of cocaine. Drug Alcohol Depend. 98, 129–135 (2008).
▶232——Shevchuk, N. A. Adapted cold shower as a potential treatment for depression. Med. Hypotheses 70, 995–1001 (2008).
▶233——Researchers find time in wild boosts creativity, insight and problem solving. The University of Kansas (2012). https://news.ku.edu/2012/04/23/researchers-find-time-wild-boosts-creativity-insight-and-problem-solving.
▶234——Tranquil scenes have positive impact on brain. ScienceDaily : https://www.sciencedaily.com/releases/2010/09/100914095932.htm.
▶235——Parker-Pope, T. Is Marriage Good for Your Health? - The New York Times. http://www.nytimes.com/2010/04/18/magazine/18marriage-t.html.
▶236——The underlying anatomical correlates of long-term meditation: larger hippocampal and frontal volumes of gray matter. - PubMed - NCBI. https://www.ncbi.nlm.nih.gov/pubmed/19280691.
▶237——Twohig, M. P. & Crosby, J. M. Acceptance and commitment therapy as a treatment for problematic internet pornography viewing. Behav. Ther. 41, 285–295 (2010).
▶238——"How I Recovered from Porn-related Erectile Dysfunction" | Your Brain On Porn. https://yourbrainonporn.com/how-i-recovered-from-porn-related-erectile-dysfunction
▶239——Barlow, D. H., Sakheim, D. K. & Beck, J. G. Anxiety increases sexual arousal. J. Abnorm. Psychol. 92, 49–54 (1983).
▶240——Avena, N. M., Rada, P. & Hoebel, B. G. Evidence for sugar addiction: Behavioral and neurochemical effects of intermittent, excessive sugar intake. Neurosci. Biobehav. Rev. 32, 20–39 (2008).
▶241——Natural and Drug Rewards Act on Common Neural Plasticity Mechanisms with Δ FosB as a Key Mediator. https://www.ncbi.nlm.nih.gov/pmc/articles/PMC3865508/.
▶242——Cottone, P. et al. CRF system recruitment mediates dark side of compulsive eating. Proc. Natl. Acad. Sci. 106, 20016–20020 (2009).
▶243——Becker, H. C., Diaz-Granados, J. L. & Weathersby, R. T. Repeated ethanol withdrawal experience increases the severity and duration of subsequent withdrawal seizures in mice. Alcohol Fayettev. N 14, 319–326 (1997).
▶244——Cameron, C. M., Wightman, R. M. & Carelli, R. M. One month of cocaine abstinence potentiates rapid dopamine signaling in the nucleus accumbens core. Neuropharmacology 111, 223–230 (2016).
▶245——Grubbs, J. B., Stauner, N., Exline, J. J., Pargament, K. I. & Lindberg, M. J. Perceived addiction to Internet pornography and psychological distress: Examining relationships concurrently and over time. Psychol. Addict. Behav. J. Soc. Psychol.

Reset-Your-Childs-Brain-Screen-Time/dp/1608682846.
▸216——Beyens, I., Vandenbosch, L. & Eggermont, S. Early Adolescent Boys' Exposure to Internet Pornography: Relationships to Pubertal Timing, Sensation Seeking, and Academic Performance. J. Early Adolesc. 35, 1045–1068 (2015).
▸217——Kühn, S. & Gallinat, J. Brain Structure and Functional Connectivity Associated With Pornography Consumption: The Brain on Porn. JAMA Psychiatry 71, 827–834 (2014).
▸218——Pitchers, K. K. et al. DeltaFosB in the nucleus accumbens is critical for reinforcing effects of sexual reward. Genes Brain Behav. 9, 831–840 (2010).
▸219——de Oliveira, A. R. et al. Conditioned fear is modulated by D2 receptor pathway connecting the ventral tegmental area and basolateral amygdala. Neurobiol. Learn. Mem. 95, 37–45 (2011).
▸220——PET Scans Link Low Dopamine Levels and Aggression | Diagnostic Imaging. http://www.diagnosticimaging.com/nuclear-imaging/pet-scans-link-low-dopamine-levels-and-aggression.
▸221——Volkow, N. D. et al. Evaluating dopamine reward pathway in ADHD: clinical implications. JAMA 302, 1084–1091 (2009).
▸222——Trifilieff, P. et al. Increasing dopamine D2 receptor expression in the adult nucleus accumbens enhances motivation. Mol. Psychiatry 18, 1025–1033 (2013).
▸223——Volkow, N. D. et al. Motivation deficit in ADHD is associated with dysfunction of the dopamine reward pathway. Mol. Psychiatry 16, 1147–1154 (2011).
▸224——Robinson, D. S. The Role of Dopamine and Norepinephrine in Depression. Primary Psychiatry (2007). http://primarypsychiatry.com/the-role-of-dopamine-and-norepinephrine-in-depression/.
▸225——de Haan, L., Booij, J., Lavalye, J., van Amelsvoort, T. & Linszen, D. Subjective Experiences During Dopamine Depletion. Am. J. Psychiatry 162, 1755–1755 (2005).
▸226——Kim, S. H. et al. Reduced striatal dopamine D2 receptors in people with Internet addiction. Neuroreport 22, 407–411 (2011).
▸227——Sproten, A. How Abstinence Affects Preferences, http://www.alec-sproten.eu/language/en/2016/01/18/how-abstinence-affects-preferences/. (2016).
▸228——Ley, D. An Erectile Dysfunction Myth. Psychology Today (2013). http://www.psychologytoday.com/blog/women-who-stray/201308/erectile-dysfunction-myth.
▸229——Hsiao, W. et al. Exercise is associated with better erectile function in men under 40 as evaluated by the International Index of Erectile Function. J. Sex. Med. 9, 524–530 (2012).
▸230——MacRae, P. G., Spirduso, W. W., Walters, T. J., Farrar, R. P. & Wilcox, R. E. Endurance training effects on striatal D2 dopamine receptor binding and striatal dopamine metabolites in presenescent older rats. Psychopharmacology (Berl.) 92, 236–240 (1987).

classifications/icd11/browse/f/en#/http%3a%2f%2fid.who.int%2ficd%2fentity%2f499894965

▶201——Potenza, M. N., Gola, M., Voon, V., Kor, A. & Kraus, S. W. Is excessive sexual behaviour an addictive disorder? Lancet Psychiatry 4, 663–664 (2017).

▶202——Of 'Voting Booth Moments' and Porn. PornHelp.org : http://www.pornhelp.org/1/post/2017/05/of-voting-booth-moments-and-porn.html

▶203——Ahn, H. M., Chung, H. J. & Kim, S. H. Altered Brain Reactivity to Game Cues After Gaming Experience. Cyberpsychology Behav. Soc. Netw. 18, 474–479 (2015).

▶204——Johnson, P. M. & Kenny, P. J. Addiction-like reward dysfunction and compulsive eating in obese rats: Role for dopamine D2 receptors. Nat. Neurosci. 13, 635–641 (2010).

▶205——Kühn, S. & Gallinat, J. Brain Structure and Functional Connectivity Associated With Pornography Consumption: The Brain on Porn. JAMA Psychiatry 71, 827–834 (2014).

▶206——Pizzol, D., Bertoldo, A. & Foresta, C. Adolescents and web porn: a new era of sexuality. Int. J. Adolesc. Med. Health 28, 169–173 (2015).

▶207——Odgers, C. L. et al. Is it important to prevent early exposure to drugs and alcohol among adolescents? Psychol. Sci. 19, 1037–1044 (2008).

▶208——Lam, L. T. & Peng, Z.-W. Effect of pathological use of the internet on adolescent mental health: a prospective study. Arch. Pediatr. Adolesc. Med. 164, 901–906 (2010).

▶209——Dong, G., Lu, Q., Zhou, H. & Zhao, X. Precursor or Sequela: Pathological Disorders in People with Internet Addiction Disorder. PLOS ONE 6, e14703 (2011).

▶210——Lin, I.-H. et al. The association between suicidality and Internet addiction and activities in Taiwanese adolescents. Compr. Psychiatry 55, 504–510 (2014).

▶211——Huang, A. C. W., Chen, H.-E., Wang, Y.-C. & Wang, L.-M. Internet abusers associate with a depressive state but not a depressive trait. Psychiatry Clin. Neurosci. 68, 197–205 (2014).

▶212——Ko, C.-H. et al. The exacerbation of depression, hostility, and social anxiety in the course of Internet addiction among adolescents: a prospective study. Compr. Psychiatry 55, 1377– 1384 (2014).

▶213——Tromholt, M. The Facebook Experiment: Quitting Facebook Leads to Higher Levels of Well-Being. Cyberpsychology Behav. Soc. Netw. 19, 661–666 (2016).

▶214——Deng, L.-Y. et al. Craving Behavior Intervention in Ameliorating College Students' Internet Game Disorder: A Longitudinal Study. Front. Psychol. 8, (2017).

▶215——Reset Your Child's Brain: A Four-Week Plan to End Meltdowns, Raise Grades, and Boost Social Skills by Reversing the Effects of Electronic Screen-Time: Victoria L. Dunckley MD: 9781608682843: Amazon.com: Books. https://www.amazon.com/

community sample of men. Int. J. Neurosci. 120, 120– 127 (2010).

▶188——Koob, G. F. & Le Moal, M. Addiction and the brain antireward system. Annu. Rev. Psychol. 59, 29–53 (2008).

▶189——Chatzittofis, A. et al. HPA axis dysregulation in men with hypersexual disorder. Psychoneuroendocrinology 63, 247–253 (2016); Jokinen, J. et al. Methylation of HPA axis related genes in men with hypersexual disorder. Psychoneuroendocrinology 80, 67–73 (2017); The role of neuroinflammation in the pathophysiology of hypersexual disorder. ResearchGate : https://www.researchgate.net/publication/306419104_ The_role_of_neuroinflammation_in_the_pathophysiology_of_hypersexual_disorder.

▶190——Hilts, P. J. Is Nicotine Addictive? It Depends on Whose Criteria You Use. New York Times (1994).

▶191——Bőthe, B. et al. The Development of the Problematic Pornography Consumption Scale (PPCS). J. Sex Res. 1–12 (2017). doi:10.1080/00224499.2017.1291798; Out-of-control use of the internet for sexual purposes as behavioural addiction? 4th International Conference On Behavioral Addictions 6, 1–74 (2017).

▶192——Web addicts' withdrawal symptoms similar to drug users. BBC News (2013).

▶193——Romano, M., Osborne, L. A., Truzoli, R. & Reed, P. Differential Psychological Impact of Internet Exposure on Internet Addicts. PLOS ONE 8, e55162 (2013).

▶194——Bőthe, B. et al. The Development of the Problematic Pornography Consumption Scale (PPCS). J. Sex Res. 1–12 (2017). doi:10.1080/00224499.2017.1291798; Out-of-control use of the internet for sexual purposes as behavioural addiction? 4th International Conference On Behavioral Addictions 6, 1–74 (2017); Wéry, A. & Billieux, J. Online sexual activities: An exploratory study of problematic and non-problematic usage patterns in a sample of men. Comput Hum Behav 56, 257–266, (2016).

▶195——Studies Find Escalation (and Habituation) in Porn Users | Your Brain On Porn: https://www.yourbrainonporn.com/studies-find-escalation-porn-users

▶196——Hajela, R. & Love, T. Addiction Beyond Substances—What's Up with the DSM? Sex. Addict. Compulsivity 24, 11–22 (2017).

▶197——ASAM. Public Policy Statement: Definition of Addiction. (2011). https://www.asam.org/advocacy/find-a-policy-statement/view-policy-statement/public-policy-statements/2011/12/15/the-definition-of-addiction

▶198——Insel, T. Post by Former NIMH Director Thomas Insel: Transforming Diagnosis (https://www.nimh.nih.gov/about/directors/thomas-insel/blog/2013/transforming-diagnosis.shtml). National Institute of Mental Health (2013).

▶199——Krueger, R. B. Diagnosis of hypersexual or compulsive sexual behavior can be made using ICD-10 and DSM-5 despite rejection of this diagnosis by the American Psychiatric Association. Addiction 111, 2110–2111 (2016).

▶200——Disorders due to addictive behaviours. ICD-11 Beta Draft : http://apps.who.int/

Words in a Cohort of Sexually Active Individuals. Eur. Addict. Res. 23, 1–6 (2017); Prause, N., Steele, V. R., Staley, C., Sabatinelli, D. & Hajcak, G. Modulation of late positive potentials by sexual images in problem users and controls inconsistent with "porn addiction". Biol. Psychol. 109, 192–199 (2015); Kunaharan, S., Halpin, S., Sitharthan, T., Bosshard, S. & Walla, P. Conscious and Non-Conscious Measures of Emotion: Do They Vary with Frequency of Pornography Use? Appl. Sci. 7, 493 (2017); Seok, J.-W. & Sohn, J.-H. Neural Substrates of Sexual Desire in Individuals with Problematic Hypersexual Behavior. Front. Behav. Neurosci. 9, (2015).

▸187——Kühn, S. & Gallinat, J. Brain Structure and Functional Connectivity Associated With Pornography Consumption: The Brain on Porn. JAMA Psychiatry 71, 827–834 (2014); Negash, S., Sheppard, N. V. N., Lambert, N. M. & Fincham, F. D. Trading Later Rewards for Current Pleasure: Pornography Consumption and Delay Discounting. J. Sex Res. 53, 689– 700 (2016); Schiebener, J., Laier, C. & Brand, M. Getting stuck with pornography? Overuse or neglect of cybersex cues in a multitasking situation is related to symptoms of cybersex addiction. J. Behav. Addict. 4, 14–21 (2015); Messina, B., Fuentes, D., Tavares, H., Abdo, C. H. N. & Scanavino, M. de T. Executive Functioning of Sexually Compulsive and Non-Sexually Compulsive Men Before and After Watching an Erotic Video. J. Sex. Med. 14, 347–354 (2017); Leppink, E. W., Chamberlain, S. R., Redden, S. A. & Grant, J. E. Problematic sexual behavior in young adults: Associations across clinical, behavioral, and neurocognitive variables. Psychiatry Res. 246, 230–235 (2016); Cheng, W. & Chiou, W.-B. Exposure to Sexual Stimuli Induces Greater Discounting Leading to Increased Involvement in Cyber Delinquency Among Men. Cyberpsychology Behav. Soc. Netw. (2017). doi:10.1089/cyber.2016.0582; Klucken, T., Wehrum-Osinsky, S., Schweckendiek, J., Kruse, O. & Stark, R. Altered Appetitive Conditioning and Neural Connectivity in Subjects With Compulsive Sexual Behavior. J. Sex. Med. 13, 627–636 (2016); Laier, C., Schulte, F. P. & Brand, M. Pornographic picture processing interferes with working memory performance. J. Sex Res. 50, 642–652 (2013); Seok, J.-W. & Sohn, J.-H. Neural Substrates of Sexual Desire in Individuals with Problematic Hypersexual Behavior. Front. Behav. Neurosci. 9, (2015); Laier, C., Pawlikowski, M. & Brand, M. Sexual picture processing interferes with decision- making under ambiguity. Arch. Sex. Behav. 43, 473–482 (2014); Miner, M. H., Raymond, N., Mueller, B. A., Lloyd, M. & Lim, K. O. Preliminary investigation of the impulsive and neuroanatomical characteristics of compulsive sexual behavior. Psychiatry Res. 174, 146– 151 (2009); Schmidt, C. et al. Compulsive sexual behavior: Prefrontal and limbic volume and interactions. Hum. Brain Mapp. 38, 1182–1190 (2017); Reid, R. C., Karim, R., McCrory, E. & Carpenter, B. N. Self-reported differences on measures of executive function and hypersexual behavior in a patient and

F. P. & Brand, M. Pornographic picture processing interferes with working memory performance. J. Sex Res. 50, 642–652 (2013); Laier, C., Pawlikowski, M., Pekal, J., Schulte, F. P. & Brand, M. Cybersex addiction: Experienced sexual arousal when watching pornography and not real-life sexual contacts makes the difference. J. Behav. Addict. 2, 100–107 (2013); Laier, C., Pekal, J. & Brand, M. Cybersex addiction in heterosexual female users of internet pornography can be explained by gratification hypothesis. Cyberpsychology Behav. Soc. Netw. 17, 505–511 (2014); Snagowski, J., Wegmann, E., Pekal, J., Laier, C. & Brand, M. Implicit associations in cybersex addiction: Adaption of an Implicit Association Test with pornographic pictures. Addict. Behav. 49, 7–12 (2015); Laier, C., Pekal, J. & Brand, M. Sexual Excitability and Dysfunctional Coping Determine Cybersex Addiction in Homosexual Males. Cyberpsychology Behav. Soc. Netw. 18, 575–580 (2015); Snagowski, J., Laier, C., Duka, T. & Brand, M. Subjective Craving for Pornography and Associative Learning Predict Tendencies Towards Cybersex Addiction in a Sample of Regular Cybersex Users. Sex. Addict. Compulsivity 23, 342-360 (2016); Banca, P., Harrison, N. A. & Voon, V. Compulsivity Across the Pathological Misuse of Drug and Non-Drug Rewards. Front. Behav. Neurosci. 10, (2016); Albery, I. P. et al. Exploring the Relationship between Sexual Compulsivity and Attentional Bias to Sex-Related Words in a Cohort of Sexually Active Individuals. Eur. Addict. Res. 23, 1–6 (2017); Snagowski, J. & Brand, M. Symptoms of cybersex addiction can be linked to both approaching and avoiding pornographic stimuli: results from an analog sample of regular cybersex users. Front. Psychol. 6, (2015); Laier, C. & Brand, M. Mood changes after watching pornography on the Internet are linked to tendencies towards Internet-pornography-viewing disorder. Addict. Behav. Rep. 5, 9–13 (2017).

▶182——Natural and Drug Rewards Act on Common Neural Plasticity Mechanisms with Δ FosB as a Key Mediator. https://www.ncbi.nlm.nih.gov/pmc/articles/PMC3865508/.

▶183——Hyman, S. E. Addiction: a disease of learning and memory. Am. J. Psychiatry 162, 1414– 1422 (2005).

▶184——Kühn, S. & Gallinat, J. Brain Structure and Functional Connectivity Associated With Pornography Consumption: The Brain on Porn. JAMA Psychiatry 71, 827–834 (2014).

▶185——Leyton, M. & Vezina, P. Striatal ups and downs: their roles in vulnerability to addictions in humans. Neurosci. Biobehav. Rev. 37, 1999–2014 (2013).

▶186——Kühn, S. & Gallinat, J. Brain Structure and Functional Connectivity Associated With Pornography Consumption: The Brain on Porn. JAMA Psychiatry 71, 827–834 (2014); Banca, P. et al. Novelty, conditioning and attentional bias to sexual rewards. J. Psychiatr. Res. 72, 91–101 (2016); Albery, I. P. et al. Exploring the Relationship between Sexual Compulsivity and Attentional Bias to Sex-Related

Through 2013–2014. Centers for Disease Control and Prevention : https://www.cdc.gov/nchs/data/hestat/obesity_adult_13_14/obesity_adult_13_14.htm.

▸175——ProvenMen. Pornography Survey Statistics (Conducted by Barna Group). Proven Men : https://www.provenmen.org/pornography-survey-statistics-2014/.

▸176——Wéry, A. & Billieux, J. Online sexual activities: An exploratory study of problematic and non-problematic usage patterns in a sample of men. Comput. Hum. Behav. 56, 257–266 (2016); Kraus, S. W., Martino, S. & Potenza, M. N. Clinical Characteristics of Men Interested in Seeking Treatment for Use of Pornography. J. Behav. Addict. 5, 169–178 (2016).

▸177——Nestler, E. J. Is there a common molecular pathway for addiction? Nat. Neurosci. 8, 1445– 1449 (2005).

▸178——Volkow, N. D. et al. Addiction: Decreased reward sensitivity and increased expectation sensitivity conspire to overwhelm the brain's control circuit. BioEssays News Rev. Mol. Cell. Dev. Biol. 32, 748–755 (2010).

▸179——Internet and Video Game Addiction Brain Studies. Your Brain on Porn : https://yourbrainonporn.com/list-internet-video-game-brain-studies.

▸180——Volkow, N. D., Koob, G. F. & McLellan, A. T. Neurobiologic Advances from the Brain Disease Model of Addiction. N. Engl. J. Med. 374, 363–371 (2016).

▸181——Voon, V. et al. Neural correlates of sexual cue reactivity in individuals with and without compulsive sexual behaviours. PloS One 9, e102419 (2014); Brand, M. et al. Watching pornographic pictures on the Internet: role of sexual arousal ratings and psychological- psychiatric symptoms for using Internet sex sites excessively. Cyberpsychology Behav. Soc. Netw. 14, 371–377 (2011); Banca, P. et al. Novelty, conditioning and attentional bias to sexual rewards. J. Psychiatr. Res. 72, 91–101 (2016); Gola, M. et al. Can Pornography be Addictive? An fMRI Study of Men Seeking Treatment for Problematic Pornography Use. Neuropsychopharmacol. Off. Publ. Am. Coll. Neuropsychopharmacol. (2017). doi:10.1038/npp.2017.78; Schiebener, J., Laier, C. & Brand, M. Getting stuck with pornography? Overuse or neglect of cybersex cues in a multitasking situation is related to symptoms of cybersex addiction. J. Behav. Addict. 4, 14–21 (2015); Klucken, T., Wehrum-Osinsky, S., Schweckendiek, J., Kruse, O. & Stark, R. Altered Appetitive Conditioning and Neural Connectivity in Subjects With Compulsive Sexual Behavior. J. Sex. Med. 13, 627– 636 (2016); Mechelmans, D. J. et al. Enhanced Attentional Bias towards Sexually Explicit Cues in Individuals with and without Compulsive Sexual Behaviours. PLoS ONE 9, (2014); Steele, V. R., Staley, C., Fong, T. & Prause, N. Sexual desire, not hypersexuality, is related to neurophysiological responses elicited by sexual images. Socioaffective Neurosci. Psychol. 3, (2013); Laier, C. & Brand, M. Empirical Evidence and Theoretical Considerations on Factors Contributing to Cybersex Addiction From a Cognitive-Behavioral View. Sex. Addict. Compulsivity 21, 305–321 (2014); Laier, C., Schulte,

Pornography Use and Individual Differences. Int. J. Cyber Behav. Psychol. Learn. IJCBPL 6, 34–47 (2016).

▶160——Banca, P. et al. Novelty, conditioning and attentional bias to sexual rewards. J. Psychiatr. Res. 72, 91–101 (2016); Gola, M. et al. Can Pornography be Addictive? An fMRI Study of Men Seeking Treatment for Problematic Pornography Use. Neuropsychopharmacol. Off. Publ. Am. Coll. Neuropsychopharmacol. (2017). doi:10.1038/npp.2017.78; Klucken, T., Wehrum-Osinsky, S., Schweckendiek, J., Kruse, O. & Stark, R. Altered Appetitive Conditioning and Neural Connectivity in Subjects With Compulsive Sexual Behavior. J. Sex. Med. 13, 627–636 (2016).

▶161——Doidge, N. Sex on the Brain: What Brain Plasticity Teaches About Internet Porn. Hung. Rev. V, (2014).

▶162——Park, B. Y. et al. Is Internet Pornography Causing Sexual Dysfunctions? A Review with Clinical Reports. Behav. Sci. 6, (2016).

▶163——Steinberg, E. E. et al. A causal link between prediction errors, dopamine neurons and learning. Nat. Neurosci. 16, 966–973 (2013).

▶164——Giuliano, F. & Allard, J. Dopamine and male sexual function. Eur. Urol. 40, 601–608 (2001).

▶165——Pfaus, J. G. & Scepkowski, L. A. The biologic basis for libido. Curr. Sex. Health Rep. 2, 95–100 (2005).

▶166——Cera, N. et al. Macrostructural Alterations of Subcortical Grey Matter in Psychogenic Erectile Dysfunction. PLOS ONE 7, e39118 (2012).

▶167——Kühn, S. & Gallinat, J. Brain Structure and Functional Connectivity Associated With Pornography Consumption: The Brain on Porn. JAMA Psychiatry 71, 827–834 (2014).

▶168——Pitchers, K. K. et al. DeltaFosB in the nucleus accumbens is critical for reinforcing effects of sexual reward. Genes Brain Behav. 9, 831–840 (2010).

▶169——Olsen, C. M. Natural rewards, neuroplasticity, and non-drug addictions. Neuropharmacology 61, 1109–1122 (2011).

▶170——Johnson, P. M. & Kenny, P. J. Addiction-like reward dysfunction and compulsive eating in obese rats: Role for dopamine D2 receptors. Nat. Neurosci. 13, 635–641 (2010).

▶171——Szalavitz, M. Can Food Really Be Addictive? Yes, Says National Drug Expert. TIME.com (2012). http://healthland.time.com/2012/04/05/yes-food-can-be-addictive-says-the-director-of-the-national-institute-on-drug-abuse/.

▶172——Klein, S. Fatty foods may cause cocaine-like addiction - CNN.com. CNN. com (2010). http://www.cnn.com/2010/HEALTH/03/28/fatty.foods.brain/index.html

▶173——Lenoir, M., Serre, F., Cantin, L. & Ahmed, S. H. Intense Sweetness Surpasses Cocaine Reward. PLOS ONE 2, e698 (2007).

▶174——National Center for Health Statistics. Prevalence of Overweight, Obesity, and Extreme Obesity Among Adults Aged 20 and Over: United States, 1960–1962

Neurosci. 26, 6885–6892 (2006).

▶144——Banca, P. et al. Novelty, conditioning and attentional bias to sexual rewards. J. Psychiatr. Res. 72, 91–101 (2016).

▶145——University of Pittsburgh. Teen brains over-process rewards, suggesting root of risky behavior, mental ills. ScienceDaily : https://www.sciencedaily. com/releases/2011/01/110126121732.htm.

▶146——Nestler, E. J. Transcriptional mechanisms of addiction: role of Δ FosB. Philos. Trans. R. Soc. B Biol. Sci. 363, 3245–3255 (2008).

▶147——Galvan, A. et al. Earlier development of the accumbens relative to orbitofrontal cortex might underlie risk-taking behavior in adolescents. J. Neurosci. Off. J. Soc. Neurosci. 26, 6885–6892 (2006).

▶148——Voon, V. et al. Neural correlates of sexual cue reactivity in individuals with and without compulsive sexual behaviours. PloS One 9, e102419 (2014).

▶149——Doremus-Fitzwater, T. L., Varlinskaya, E. I. & Spear, L. P. Motivational systems in adolescence: possible implications for age differences in substance abuse and other risk- taking behaviors. Brain Cogn. 72, 114–123 (2010).

▶150——Weinberger, D. R., Elvevag, B. & Giedd, J. N. The Adolescent Brain: A Work in Progress. (June, 2005).

▶151——Doremus-Fitzwater, T. L., Varlinskaya, E. I. & Spear, L. P. Motivational systems in adolescence: possible implications for age differences in substance abuse and other risk- taking behaviors. Brain Cogn. 72, 114–123 (2010).

▶152——Flinders University. Best memory? You're likely to decide as a teen. Medical Xpress (2012). https://medicalxpress.com/news/2012-07-memory-youre-teen.html.

▶153——Brom, M., Both, S., Laan, E., Everaerd, W. & Spinhoven, P. The role of conditioning, learning and dopamine in sexual behavior: A narrative review of animal and human studies. Neurosci. Biobehav. Rev. 38, 38–59 (2014).

▶154——Griffee, K. et al. Human Sexual Development is Subject to Critical Period Learning: Implications for Sexual Addiction, Sexual Therapy, and for Child Rearing. Sex. Addict. Compulsivity 21, 114–169 (2014).

▶155——Rachman, S. & Hodgson, R. J. Experimentally-Induced "Sexual Fetishism": Replication and Development. Psychol. Rec. 18, 25–27 (1968).

▶156——Plaud, J. J. & Martini, J. R. The respondent conditioning of male sexual arousal. Behav. Modif. 23, 254–268 (1999).

▶157——Pfaus, J. G. et al. Who, what, where, when (and maybe even why)? How the experience of sexual reward connects sexual desire, preference, and performance. Arch. Sex. Behav. 41, 31–62 (2012).

▶158——Borg, C. & Jong, P. J. de. Feelings of Disgust and Disgust-Induced Avoidance Weaken following Induced Sexual Arousal in Women. PLOS ONE 7, e44111 (2012).

▶159——Seigfried-Spellar, K. C. Deviant Pornography Use: The Role of Early-Onset Adult

▶128——Natural and Drug Rewards Act on Common Neural Plasticity Mechanisms with Δ FosB as a Key Mediator. https://www.ncbi.nlm.nih.gov/pmc/articles/PMC3865508/.
▶129——Wallace, D. L. et al. The influence of DeltaFosB in the nucleus accumbens on natural reward-related behavior. J. Neurosci. Off. J. Soc. Neurosci. 28, 10272–10277 (2008).
▶130——Teegarden, S. L., Nestler, E. J. & Bale, T. L. Delta FosB-mediated alterations in dopamine signaling are normalized by a palatable high-fat diet. Biol. Psychiatry 64, 941–950 (2008).
▶131——Werme, M. et al. Delta FosB regulates wheel running. J. Neurosci. Off. J. Soc. Neurosci. 22, 8133–8138 (2002).
▶132——Nestler, E. J. Transcriptional mechanisms of addiction: role of Δ FosB. Philos. Trans. R. Soc. B Biol. Sci. 363, 3245–3255 (2008).
▶133——Schiffer, W. K. et al. Cue-induced dopamine release predicts cocaine preference: positron emission tomography studies in freely moving rodents. J. Neurosci. Off. J. Soc. Neurosci. 29, 6176–6185 (2009).
▶134——Nestler, E. J. Is there a common molecular pathway for addiction? Nat. Neurosci. 8, 1445– 449 (2005).
▶135——Berridge, K. C., Robinson, T. E. & Aldridge, J. W. Dissecting components of reward: 'liking', 'wanting', and learning. Curr. Opin. Pharmacol. 9, 65–73 (2009).
▶136——Berridge, K. C., Robinson, T. E. & Aldridge, J. W. Dissecting components of reward: 'liking', 'wanting', and learning. Curr. Opin. Pharmacol. 9, 65–73 (2009).
▶137——Voon, V. et al. Neural correlates of sexual cue reactivity in individuals with and without mpulsive sexual behaviours. PloS One 9, e102419 (2014); Gola, M. et al. Can Pornography Addictive? An fMRI Study of Men Seeking Treatment for Problematic Pornography Use. Neuropsychopharmacol. Off. Publ. Am. Coll. Neuropsychopharmacol. (2017). oi:10.1038/npp.2017.78
▶138——The Mix. Porn vs Reality | The Mix. (2012).
▶139——Pfaus, J. G. et al. Who, what, where, when (and maybe even why)? How the experience of sexual reward connects sexual desire, preference, and performance. Arch. Sex. Behav. 41, 31–62 (2012).
▶140——Tydén, T. & Rogala, C. Sexual behaviour among young men in Sweden and the impact of pornography. Int. J. STD AIDS 15, 590–593 (2004).
▶141——Stokes, P. R. A. et al. Nature or nurture? Determining the heritability of human striatal dopamine function: an [18F]-DOPA PET study. Neuropsychopharmacol. Off. Publ. Am. Coll. Neuropsychopharmacol. 38, 485–491 (2013).
▶142——Selemon, L. D. A role for synaptic plasticity in the adolescent development of executive function. Transl. Psychiatry 3, e238 (2013).
▶143——Galvan, A. et al. Earlier development of the accumbens relative to orbitofrontal cortex might underlie risk-taking behavior in adolescents. J. Neurosci. Off. J. Soc.

▸113——Anorak | The FriXion Revolution: Virtual Sex Just Got Intimate. Anorak News

▸114——Newcastle University. The 'reality' of virtual reality pornography, http://www.ncl.ac.uk/press/news/2017/05/vrporn/. (2017).

▸115——Frohmader, K. S., Wiskerke, J., Wise, R. A., Lehman, M. N. & Coolen, L. M. Methamphetamine acts on subpopulations of neurons regulating sexual behavior in male rats. Neuroscience 166, 771–784 (2010).

▸116——Pitchers, K. K. et al. Endogenous opioid-induced neuroplasticity of dopaminergic neurons in the ventral tegmental area influences natural and opiate reward. J. Neurosci. Off. J. Soc. Neurosci. 34, 8825–8836 (2014).

▸117——Natural and Drug Rewards Act on Common Neural Plasticity Mechanisms with Δ FosB as a Key Mediator. https://www.ncbi.nlm.nih.gov/pmc/articles/PMC3865508/.

▸118——Nestler, E. J. Transcriptional mechanisms of addiction: role of Δ FosB. Philos. Trans. R. Soc. B Biol. Sci. 363, 3245–3255 (2008).

▸119——Natural and Drug Rewards Act on Common Neural Plasticity Mechanisms with Δ FosB as a Key Mediator. https://www.ncbi.nlm.nih.gov/pmc/articles/PMC3865508/.

▸120——Phillips-Farfán, B. V. & Fernández-Guasti, A. Endocrine, neural and pharmacological aspects of sexual satiety in male rats. Neurosci. Biobehav. Rev. 33, 442–455 (2009).

▸121——Garavan, H. et al. Cue-induced cocaine craving: neuroanatomical specificity for drug users and drug stimuli. Am. J. Psychiatry 157, 1789–1798 (2000).

▸122——Christiansen, A. M., Dekloet, A. D., Ulrich-Lai, Y. M. & Herman, J. P. 'Snacking' causes long term attenuation of HPA axis stress responses and enhancement of brain FosB/deltaFosB expression in rats. Physiol. Behav. 103, 111–116 (2011).

▸123——Belin, D. & Rauscent, A. DeltaFosB: a molecular gate to motivational processes within the nucleus accumbens? J. Neurosci. Off. J. Soc. Neurosci. 26, 11809–11810 (2006).

▸124——Hedges, V. L., Chakravarty, S., Nestler, E. J. & Meisel, R. L. Delta FosB overexpression in the nucleus accumbens enhances sexual reward in female Syrian hamsters. Genes Brain Behav. 8, 442–449 (2009).

▸125——Doucet, J. P. et al. Chronic alterations in dopaminergic neurotransmission produce a persistent elevation of deltaFosB-like protein(s) in both the rodent and primate striatum. Eur. J. Neurosci. 8, 365–381 (1996).

▸126——Natural and Drug Rewards Act on Common Neural Plasticity Mechanisms with Δ FosB as a Key Mediator. https://www.ncbi.nlm.nih.gov/pmc/articles/PMC3865508/.

▸127——Wallace, D. L. et al. The influence of DeltaFosB in the nucleus accumbens on natural reward-related behavior. J. Neurosci. Off. J. Soc. Neurosci. 28, 10272–10277 (2008).

response during habituation of sexual arousal. Behav. Res. Ther. 38, 573–584 (2000).

▶096——Meuwissen, I. & Over, R. Habituation and dishabituation of female sexual arousal. Behav. Res. Ther. 28, 217–226 (1990).

▶097——Joseph, P. N., Sharma, R. K., Agarwal, A. & Sirot, L. K. Men Ejaculate Larger Volumes of Semen, More Motile Sperm, and More Quickly when Exposed to Images of Novel Women. Evol. Psychol. Sci. 1, 195–200 (2015).

▶098——Kepecs, A. Big Think Interview With Adam Kepecs - Video. (2010).

▶099——Spicer, J. et al. Sensitivity of the nucleus accumbens to violations in expectation of reward. NeuroImage 34, 455–461 (2007).

▶100——Barlow, D. H., Sakheim, D. K. & Beck, J. G. Anxiety increases sexual arousal. J. Abnorm. Psychol. 92, 49–54 (1983).

▶101——Arias-Carrión, O. & Pŏppel, E. Dopamine, learning, and reward-seeking behavior. Acta Neurobiol. Exp. (Warsz.) 67, 481–488 (2007).

▶102——Aston-Jones, G. & Kalivas, Brain Norepinephrine Rediscovered in Addiction Research. Biol. Psychiatry 63, 1005–1006 (2008).

▶103——Beggs, V. E., Calhoun, K. S. & Wolchik, S. A. Sexual anxiety and female sexual arousal: a comparison of arousal during sexual anxiety stimuli and sexual pleasure stimuli. Arch. Sex. Behav. 16, 311–319 (1987).

▶104——Wolchik, S. A. et al. The effect of emotional arousal on subsequent sexual arousal in men. J. Abnorm. Psychol. 89, 595–598 (1980).

▶105——Hilton, D. L. Pornography addiction – a supranormal stimulus considered in the context of neuroplasticity. Socioaffective Neurosci. Psychol. 3, (2013).

▶106——Eyal, N. How Technology is Like Bug Sex. Nir and Far (2013). https://www.nirandfar.com/2013/01/how-technology-is-like-bug-sex.html.

▶107——Deaner, R. O., Khera, A. V. & Platt, M. L. Monkeys pay per view: adaptive valuation of social images by rhesus macaques. Curr. Biol. CB 15, 543–548 (2005).

▶108——Krebs, R. M., Heipertz, D., Schuetze, H. & Duzel, E. Novelty increases the mesolimbic functional connectivity of the substantia nigra/ventral tegmental area (SN/VTA) during reward anticipation: Evidence from high-resolution fMRI. NeuroImage 58, 647–655 (2011).

▶109——Julien, E. & Over, R. Male sexual arousal across five modes of erotic stimulation. Arch. Sex. Behav. 17, 131–143 (1988).

▶110——Spicer, J. et al. Sensitivity of the nucleus accumbens to violations in expectation of reward. NeuroImage 34, 455–461 (2007).

▶111——Hanson, H. Robot Handjobs Are The Future, And The Future Is Coming (NSFW) | HuffPost. Huffpost (2013): http://www.huffingtonpost.com/2013/11/12/robot-handjobs-vr-tenga_n_4261161.html.

▶112——Weiss, R. Techy-Sexy: Digital Exploration of the Erotic Frontier. Psychology Today (2013).

Weaver, J. B. et al. Mental- and physical-health indicators and sexually explicit media use behavior by adults. J. Sex. Med. 8, 764–772 (2011).
▶080——Levin, M. E., Lillis, J. & Hayes, S. C. When is Online Pornography Viewing Problematic Among College Males? Examining the Moderating Role of Experiential Avoidance. Sex. Addict. Compulsivity 19, 168–180 (2012).
▶081——Mattebo, M. Use of Pornography and its Associations with Sexual Experiences, Lifestyles and Health among Adolescents. (2014).
▶082——Kasper, T. E., Short, M. B. & Milam, A. C. Narcissism and Internet pornography use. J. Sex Marital Ther. 41, 481–486 (2015).
▶083——Pfaus, J. G. Dopamine: helping males copulate for at least 200 million years: theoretical comment on Kleitz-Nelson et al. (2010). Behav. Neurosci. 124, 877-880; 議論 881-883 (2010).
▶084——Giuliano, F. & Allard, J. Dopamine and male sexual function. Eur. Urol. 40, 601–608 (2001).
▶085——Wise, R. A. Dual roles of dopamine in food and drug seeking: the drive-reward paradox. Biol. Psychiatry 73, 819–826 (2013); Pfaus, J. G. & Scepkowski, L. A. The biologic basis for libido. Curr. Sex. Health Rep. 2, 95–100 (2005); Young, K. A., Gobrogge, K. L., Liu, Y. & Wang, Z. The neurobiology of pair bonding: insights from a socially monogamous rodent. Front. Neuroendocrinol. 32, 53–69 (2011); Cell Press. Pure Novelty Spurs The Brain. ScienceDaily : https://www.sciencedaily.com/releases/2006/08/060826180547.htm.
▶086——Angier, N. A Molecule of Motivation, Dopamine Excels at Its Task - The New York Times. The New York Times (2009).
▶087——Learning addiction: Dopamine reinforces drug-associated memories. EurekAlert!
▶088——Salamone, J. D. & Correa, M. The mysterious motivational functions of mesolimbic dopamine. Neuron 76, 470–485 (2012).
▶089——Sapolsky, R. Dopamine Jackpot! Sapolsky on the Science of Pleasure - Video Dailymotion. FORA TV (2012). http://www.dailymotion.com/video/xh6ceu.
▶090——Kuehn, B. M. Willingness to Work Hard Linked to Dopamine Response in Brain Regions. news@JAMA (2012).
▶091——Berridge, K. C., Robinson, T. E. & Aldridge, J. W. Dissecting components of reward: 'liking', 'wanting', and learning. Curr. Opin. Pharmacol. 9, 65–73 (2009).
▶092——Weinschenk, S. 100 Things You Should Know About People: #8 — Dopamine Makes You Addicted To Seeking Information – The Team W Blog. The Team W Blog (2009).
▶093 ——Robinson, T. E. & Berridge, K. C. The incentive sensitization theory of addiction: some current issues. Philos. Trans. R. Soc. B Biol. Sci. 363, 3137–3146 (2008).
▶094——Cell Press. Pure Novelty Spurs The Brain. ScienceDaily: https://www.sciencedaily.com/releases/2006/08/060826180547.htm.
▶095——Koukounas, E. & Over, R. Changes in the magnitude of the eyeblink startle

outcomes | Your Brain On Porn. https://www.yourbrainonporn.com/studies-linking-porn-use-poorer-mental-cognitive-health.
▶072——Mitra, M. & Rath, P. Effect of internet on the psychosomatic health of adolescent school children in Rourkela - A cross-sectional study. Indian J. Child Health 4, 289–293 (2017).
▶073——Brand, M. et al. Watching pornographic pictures on the Internet: role of sexual arousal ratings and psychological-psychiatric symptoms for using Internet sex sites excessively. Cyberpsychology Behav. Soc. Netw. 14, 371–377 (2011).
▶074——Schiebener, J., Laier, C. & Brand, M. Getting stuck with pornography? Overuse or neglect of cybersex cues in a multitasking situation is related to symptoms of cybersex addiction. J. Behav. Addict. 4, 14–21 (2015); Messina, B., Fuentes, D., Tavares, H., Abdo, C. H. N. & Scanavino, M. de T. Executive Functioning of Sexually Compulsive and Non-Sexually Compulsive Men Before and After Watching an Erotic Video. J. Sex. Med. 14, 347–354 (2017); Leppink, E. W., Chamberlain, S. R., Redden, S. A. & Grant, J. E. Problematic sexual behavior in young adults: Associations across clinical, behavioral, and neurocognitive variables. Psychiatry Res. 246, 230–235 (2016).
▶075——Beyens, I., Vandenbosch, L. & Eggermont, S. Early Adolescent Boys' Exposure to Internet Pornography: Relationships to Pubertal Timing, Sensation Seeking, and Academic Performance. J. Early Adolesc. 35, 1045–1068 (2015).
▶076——Cheng, W. & Chiou, W.-B. Exposure to Sexual Stimuli Induces Greater Discounting Leading to Increased Involvement in Cyber Delinquency Among Men. Cyberpsychology Behav. Soc. Netw. (2017). doi:10.1089/cyber.2016.0582; Negash, S., Sheppard, N. V. N., Lambert, N. M. & Fincham, F. D. Trading Later Rewards for Current Pleasure: Pornography Consumption and Delay Discounting. J. Sex Res. 53, 689–700 (2016); Sproten, A. How Abstinence Affects Preferences, http://www.alec-sproten.eu/language/en/2016/01/18/how- abstinence-affects-preferences/. (2016).
▶077——Kühn, S. & Gallinat, J. Brain Structure and Functional Connectivity Associated With Pornography Consumption: The Brain on Porn. JAMA Psychiatry 71, 827–834 (2014).
▶078——Myers, B. A. Researchers both induce, relieve depression symptoms in mice by stimulating single brain region with light. News Center: http://med.stanford.edu/news/all-news/2012/12/researchers-both-induce-relieve-depression-symptoms-in-mice-by-stimulating-single-brain-region-with-light.html.
▶079——たとえば以下を参照：Voon, V. et al. Neural correlates of sexual cue reactivity in individuals with and without compulsive sexual behaviours. PloS One 9, e102419 (2014); Brand, M. et al. Watching pornographic pictures on the Internet: role of sexual arousal ratings and psychological-psychiatric symptoms for using Internet sex sites excessively. Cyberpsychology Behav. Soc. Netw. 14, 371–377 (2011);

An fMRI Study of Men Seeking Treatment for Problematic Pornography Use. Neuropsychopharmacol. Off. Publ. Am. Coll. Neuropsychopharmacol. (2017). doi:10.1038/npp.2017.78; Stark, R. & Klucken, T. Neuroscientific Approaches to (Online) Pornography Addiction. in Internet Addiction 109–124 (Springer, Cham, 2017). doi:10.1007/978-3-319-46276-9_7

▶059——Müller, K. et al. Changes in sexual arousal as measured by penile plethysmography in men with pedophilic sexual interest. J. Sex. Med. 11, 1221–1229 (2014).

▶060——Downing, M. J., Schrimshaw, E. W., Scheinmann, R., Antebi-Gruszka, N. & Hirshfield, S. Sexually Explicit Media Use by Sexual Identity: A Comparative Analysis of Gay, Bisexual, and Heterosexual Men in the United States. Arch. Sex. Behav. (2016). doi:10.1007/s10508- 016-0837-9

▶061——Tomikawa, Y. No Sex, Please, We're Young Japanese Men - Japan Real Time - WSJ. The Wall Street Journal (2011). https://blogs.wsj.com/japanrealtime/2011/01/13/no-sex-please-were-young-japanese-men/.

▶062——Samuel, H. French women 'are the sexual predators now'. The Telegraph (2008). http://www.telegraph.co.uk/news/worldnews/1581043/French-women-are-the-sexual-predators-now.html.

▶063——Pizzol, D., Bertoldo, A. & Foresta, C. Adolescents and web porn: a new era of sexuality. Int. J. Adolesc. Med. Health 28, 169–173 (2015).

▶064——Researchers reveal that today's teens are having LESS sex than previous generations - and why - Mirror Online. http://www.mirror.co.uk/science/researchers-reveal-todays-teens-having-8547144.

▶065——Sun, C., Bridges, A., Johnson, J. A. & Ezzell, M. B. Pornography and the Male Sexual Script: An Analysis of Consumption and Sexual Relations. Arch. Sex. Behav. 45, 983–994 (2016).

▶066——Wright, P. J., Sun, C., Steffen, N. J. & Tokunaga, R. S. Associative pathways between pornography consumption and reduced sexual satisfaction. Sex. Relatsh. Ther. 0, 1–18 (2017).

▶067——Liu, Y. et al. Nucleus accumbens dopamine mediates amphetamine-induced impairment of social bonding in a monogamous rodent species. Proc. Natl. Acad. Sci. 107, 1217–1222 (2010).

▶068——Viegas, J. Flirty strangers sway how men see partners. Discovery News/ABC Science (2007). http://www.abc.net.au/science/articles/2007/03/26/1881621.htm.

▶069——Zillmann, D. & Bryant, J. Pornography's Impact on Sexual Satisfaction. J. Appl. Soc. Psychol. 18, 438–453 (1988).

▶070——Your Brain On Porn. Studies linking porn use or porn/sex addiction to sexual dysfunctions, lower arousal, and lower sexual & relationship satisfaction. Your Brain On Porn https://yourbrainonporn.com/studies-reported-relationships-between-porn-use-or-porn-addictionsex-addiction-and-sexual.

▶071——Studies linking porn use to poorer mental-emotional health & poorer cognitive

Med. (2016). doi:10.1016/j.jadohealth.2016.05.001
▸044——Marston, C. & Lewis, R. Anal heterosex among young people and implications for health promotion: a qualitative study in the UK. BMJ Open 4, e004996 (2014).
▸045——Flegal, K. M., Carroll, M. D., Ogden, C. L. & Curtin, L. R. Prevalence and trends in obesity among US adults, 1999-2008. JAMA 303, 235–241 (2010).
▸046——Results from the 2013 NSDUH: Summary of National Findings, SAMHSA, CBHSQ. https://www.samhsa.gov/data/sites/default/files/NSDUHresultsPDFWHTML2013/Web/NSDUHresults2013.htm#fig2.2.
▸047——Health, C. O. on S. and. Smoking and Tobacco Use; Data and Statistics; Tables, Charts, and Graphs; Trends in Current Cigarette Smoking. Smoking and Tobacco Use : http://www.cdc.gov/tobacco/data_statistics/tables/trends/cig_smoking/.
▸048——Bancroft, J. et al. The relation between mood and sexuality in heterosexual men. Arch. Sex. Behav. 32, 217–230 (2003).
▸049——Mathew, R. J. & Weinman, M. L. Sexual dysfunctions in depression. Arch. Sex. Behav. 11, 323–328 (1982).
▸050——Your Brain On Porn. Studies linking porn use or porn/sex addiction to sexual dysfunctions, lower arousal, and lower sexual & relationship satisfaction. Your Brain On Porn : https://yourbrainonporn.com/studies-reported-relationships-between-porn-use-or-porn-addictionsex-addiction-and-sexual.
▸051——Harper, C. & Hodgins, D. C. Examining Correlates of Problematic Internet Pornography Use Among University Students. J. Behav. Addict. 5, 179–191 (2016).
▸052——Zillmann, D. & Bryant, J. Pornography's Impact on Sexual Satisfaction. J. Appl. Soc. Psychol. 18, 438–453 (1988).
▸053——Zillmann, D. Effects of Prolonged Consumption of Pornography. Pap. Prep. Surg. Gen. Workshop Pornogr. Public Health https://profiles.nlm.nih.gov/ps/access/nnbckv.pdf, (1986).
▸054——Wéry, A. & Billieux, J. Online sexual activities: An exploratory study of problematic and non-problematic usage patterns in a sample of men. Comput. Hum. Behav. 56, 257–266 (2016).
▸055——Wolchik, S. A. et al. The effect of emotional arousal on subsequent sexual arousal in men. J. Abnorm. Psychol. 89, 595–598 (1980).
▸056——Spencer, B. Why a hungry man loves a curvy woman: They have evolved to prefer people who seem to have better access to food. http://www.dailymail.co.uk/news/article-2650221/Why-hungry-man-loves-curvy-woman-They-evolved- prefer-people-better-access-food.html.
▸057——Brom, M., Both, S., Laan, E., Everaerd, W. & Spinhoven, P. The role of conditioning, learning and dopamine in sexual behavior: A narrative review of animal and human studies. Neurosci. Biobehav. Rev. 38, 38–59 (2014).
▸058——Banca, P. et al. Novelty, conditioning and attentional bias to sexual rewards. J. Psychiatr. Res. 72, 91–101 (2016); Gola, M. et al. Can Pornography be Addictive?

Hum. Behav. 56, 257–266 (2016).

▶034——Kraus, S. W., Martino, S. & Potenza, M. N. Clinical Characteristics of Men Interested in Seeking Treatment for Use of Pornography. J. Behav. Addict. 5, 169–178 (2016).

▶035——Aboul-Enein, B. H., Bernstein, J. & Ross, M. W. Evidence for Masturbation and Prostate Cancer Risk: Do We Have a Verdict? Sex. Med. Rev. 4, 229–234 (2016).

▶036——Daine, K. et al. The Power of the Web: A Systematic Review of Studies of the Influence of the Internet on Self-Harm and Suicide in Young People. PLOS ONE 8, e77555 (2013).

▶037——Janssen, E. & Bancroft, J. The Psychophysiology of Sex., Chapter: The Dual-Control Model: The role of sexual inhibition & excitation in sexual arousal and behavior. in The Psychophysiology of Sex 197–222 (Indiana University Press, 2007); Voon, V. et al. Neural correlates of sexual cue reactivity in individuals with and without compulsive sexual behaviours. PloS One 9, e102419 (2014); Blair, L. How difficult is it to treat delayed ejaculation within a short-term psychosexual model? A case study comparison. Sex. Relatsh. Ther. 0, 1–11 (2017); Pizzol, D., Bertoldo, A. & Foresta, C. Adolescents and web porn: a new era of sexuality. Int. J. Adolesc. Med. Health 28, 169–173 (2015); Daneback, K., Traeen, B. & Månsson, S.-A. Use of pornography in a random sample of Norwegian heterosexual couples. Arch. Sex. Behav. 38, 746–753 (2009); Carvalheira, A., Træen, B. & Štulhofer, A. Masturbation and Pornography Use Among Coupled Heterosexual Men With Decreased Sexual Desire: How Many Roles of Masturbation? J. Sex Marital Ther. 41, 626–635 (2015); Wright, P. J., Sun, C., Steffen, N. J. & Tokunaga, R. S. Associative pathways between pornography consumption and reduced sexual satisfaction. Sex. Relatsh. Ther. 0, 1–18 (2017).

▶038——de Boer, B. J. et al. Erectile dysfunction in primary care: prevalence and patient characteristics. The ENIGMA study. Int. J. Impot. Res. 16, 358–364 (2004).

▶039——Prins, J., Blanker, M., Bohnen, A., Thomas, S. & Bosch, J. Prevalence of erectile dysfunction: a systematic review of population-based studies. Publ. Online 13 Dec. 2002 101038sjijir3900905doi 14, (2002).

▶040——Park, B. Y. et al. Is Internet Pornography Causing Sexual Dysfunctions? A Review with Clinical Reports. Behav. Sci. 6, (2016).

▶041——Nicolosi, A. et al. Sexual behavior and sexual dysfunctions after age 40: the global study of sexual attitudes and behaviors. Urology 64, 991–997 (2004).

▶042——Landripet, I. & Štulhofer, A. Is Pornography Use Associated with Sexual Difficulties and Dysfunctions among Younger Heterosexual Men? J. Sex. Med. 12, 1136–1139 (2015).

▶043——O'Sullivan, L. F., Byers, E. S., Brotto, L. A., Majerovich, J. A. & Fletcher, J. A Longitudinal Study of Problems in Sexual Functioning and Related Sexual Distress Among Middle to Late Adolescents. J. Adolesc. Health Off. Publ. Soc. Adolesc.

▶018——中国のフォーラムへのリンク：http://www.jiese.org/bbs/index.php, http://bbs.jiexieyin. org/forum.php and http://tieba.baidu.com. また以下のフォーラム投稿参照 'Chinese way of nofap' June 22, 2014, http://www.reddit.com/r/NoFap/comments/28smcs/chinese_way_of_nofap.

▶019——Rodríguez-Manzo, G., Guadarrama-Bazante, I. L. & Morales-Calderón, A. Recovery from sexual exhaustion-induced copulatory inhibition and drug hypersensitivity follow a same time course: two expressions of a same process? Behav. Brain Res. 217, 253–260 (2011).

▶020——Medina PhD, J. J. Of Stress and Alcoholism, Of Mice and Men | Psychiatric Times. Psychiatric Times (2008). http://www.psychiatrictimes.com/articles/stress-and-alcoholism-mice-and-men.

▶021——http://www.reddit.com/r/NoFap; http://www.rebootnation.org; http://www.reddit.com/r/pornfree; http://www.yourbrainrebalanced.com; http://www.nofap.com.

▶022——NoFap Survey, www.reddit.com/r/NoFap, March, 2014, https://docs.google.com/file/d/0B7q3tr4EV02wbkpTTVk4R2VGbm8/edit?pli=1.

▶023——Wilson, G. Eliminate Chronic Internet Pornography Use to Reveal Its Effects. ADDICTA Turk J Addict 3, 1–13 (2016).

▶024——Negash, S., Sheppard, N. V. N., Lambert, N. M. & Fincham, F. D. Trading Later Rewards for Current Pleasure: Pornography Consumption and Delay Discounting. J. Sex Res. 53, 689– 700 (2016).

▶025——Lambert, N. M., Negash, S., Stillman, T. F., Olmstead, S. B. & Fincham, F. D. A Love That Doesn't Last: Pornography Consumption and Weakened Commitment to One's Romantic Partner. J. Soc. Clin. Psychol. 31, 410–438 (2012).

▶026——Bronner, G. & Ben-Zion, I. Z. Unusual masturbatory practice as an etiological factor in the diagnosis and treatment of sexual dysfunction in young men. J. Sex. Med. 11, 1798–1806 (2014).

▶027——Park, B. Y. et al. Is Internet Pornography Causing Sexual Dysfunctions? A Review with Clinical Reports. Behav. Sci. 6, (2016).

▶028——Porto, R. Habitudes masturbatoires et dysfonctions sexuelles masculines. Sexologies (2016). doi:10.1016/j.sexol.2016.03.004

▶029——Blair, L. How difficult is it to treat delayed ejaculation within a short-term psychosexual model? A case study comparison. Sex. Relatsh. Ther. 0, 1–11 (2017).

▶030——Sproten, A. How Abstinence Affects Preferences, http://www.alec-sproten.eu/language/en/2016/01/18/how-abstinence-affects-preferences/. (2016).

▶031——Harper, C. & Hodgins, D. C. Examining Correlates of Problematic Internet Pornography Use Among University Students. J. Behav. Addict. 5, 179–191 (2016).

▶032——Giordano, A. L. & Cashwell, C. S. Cybersex Addiction Among College Students: A Prevalence Study. Sex. Addict. Compulsivity 24, 47–57 (2017).

▶033——Wéry, A. & Billieux, J. Online sexual activities: An exploratory study of problematic and non-problematic usage patterns in a sample of men. Comput.

注

▶001——Compulsive sexual behaviour disorder. https://icd.who.int/browse11/l-m/en#/http://id.who.int/icd/entity/1630268048

▶002——Gola, M. & Potenza, M. Promoting, educational, classification, treatment, and policy initiatives. J. Behav. Addict. 7, doi.org/10.1556/2006.7.2018.51 (2018).

▶003——Lim, M. S. C., Agius, P. A., Carrotte, E. R., Vella, A. M. & Hellard, M. E. Young Australians' use of pornography and associations with sexual risk behaviours. Aust. N. Z. J. Public Health (2017). doi:10.1111/1753-6405.12678

▶004——Chinese way of nofap (https:///chinese_way_of_nofap/).

▶005——Sabina, C., Wolak, J., & Finkelhor, D. The nature and dynamics of Internet pornography exposure for youth. CyberPsychology & Behaviour, 11, 691-693 (2008).

▶006——Sun, C., Bridges, A., Johnson, J. A. & Ezzell, M. B. Pornography and the Male Sexual Script: An Analysis of Consumption and Sexual Relations. Arch. Sex. Behav. 45, 983–994 (2016).

▶007——▶003参照。

▶008——▶003参照。

▶009——Janssen, E. & Bancroft, J. The Psychophysiology of Sex., Chapter: The Dual-Control Model: The role of sexual inhibition & excitation in sexual arousal and behavior. in The Psychophysiology of Sex 197–222 (Indiana University Press, 2007).

▶010——LIVE BLOG: Porn-induced erectile dysfunction and young men | Globalnews.ca. http://globalnews.ca/news/1232800/live-blog-porn-induced-erectile- dysfunction-and-young-men/.

▶011——Fisch MD, H. The New Naked: The Ultimate Sex Education for Grown-Ups. (Sourcebooks, Inc., 2014).

▶012——Kühn, S. & Gallinat, J. Brain Structure and Functional Connectivity Associated With Pornography Consumption: The Brain on Porn. JAMA Psychiatry 71, 827–834 (2014).

▶013——Voon, V. et al. Neural correlates of sexual cue reactivity in individuals with and without compulsive sexual behaviours. PloS One 9, e102419 (2014).

▶014——Mouras, H. et al. Activation of mirror-neuron system by erotic video clips predicts degree of induced erection: an fMRI study. NeuroImage 42, 1142–1150 (2008).

▶015——Julien, E. & Over, R. Male sexual arousal across five modes of erotic stimulation. Arch. Sex. Behav. 17, 131–143 (1988).

▶016——Brand, M. et al. Watching pornographic pictures on the Internet: role of sexual arousal ratings and psychological-psychiatric symptoms for using Internet sex sites excessively. Cyberpsychology Behav. Soc. Netw. 14, 371–377 (2011).

▶017——Pagoto PhD, S. What Do Porn and Snickers Have in Common? Psychology Today http://www.psychologytoday.com/blog/shrink/201208/what-do-porn-and- snickers-have-in-common.

[著]——**ゲーリー・ウィルソン** ⊙ gary wilson

人間の病理学、解剖学、生理学を長年教えており、中毒と交配、絆の神経化学にずっと関心を持ってきた。2015年には性的健康進歩学会から、ポルノ中毒に関する傑出したメディア貢献と公共教育についてメディア賞を授与された。2012年のTEDxトーク「大いなるポルノ実験」は900万回以上視聴され、18言語に翻訳されている。また強迫的なポルノ利用を理解し逆転させようとする人々のために、ウェブサイト Your Brain On Porn http://yourbrainonporn.com を創設。

[訳]——**山形浩生** ⊙ hiroo yamagata

東京大学都市工学科修士課程およびMIT不動産センター修士課程修了。開発援助関連調査のかたわら、小説、経済、建築、ネット文化など広範な分野での翻訳および雑文書きに手を染める。著書に『新教養としてのパソコン入門』(アスキー)、『新教養主義宣言』(河出文庫)など。主な訳書に、ジェイン・ジェイコブズ『アメリカ大都市の死と生』、ポール・クルーグマン『クルーグマン教授の経済入門』、トマ・ピケティ『21世紀の資本』、ウィリアム・バロウズ『ソフトマシーン』、フィリップ・K・ディック『ヴァリス』『死の迷路』ほか多数。

[本書サポートページ]——**https://cruel.org/books/ybop/**

インターネットポルノ中《ちゅう》毒《どく》

やめられない脳《のう》と中《ちゅう》毒《どく》の科《か》学《がく》

your brain on porn: internet pornography and the emerging science of addiction

初版発行　2021年3月31日
10刷発行　2024年7月30日

著……………ゲーリー・ウィルソン
訳……………山《やま》形《がた》浩《ひろ》生《お》
装画…………はるやまひろし
デザイン……小沼宏之[gibbon]
日本版制作……小澤俊亮[DU BOOKS]
発行者………広畑雅彦
発行元………DU BOOKS
発売元………株式会社ディスクユニオン
東京都千代田区九段南3-9-14
[編集]TEL.03.3511.9970 | FAX.03.3511.9938
[営業]TEL.03.3511.2722 | FAX.03.3511.9941
http://diskunion.net/dubooks/
印刷・製本……大日本印刷

ISBN978-4-86647-141-9
Printed in Japan

本書の感想を
メールにてお聞かせください
dubooks@diskunion.co.jp

DU BOOKS

ボクのクソリプ奮闘記
アンチ君たちから教わった会話することの大切さ
ディラン・マロン［著］ 浅倉卓弥［訳］

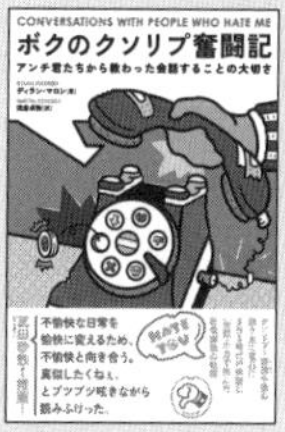

クソリプ＝誹謗中傷の送り主に電凸！？
SNS時代の病理に〈会話〉の力で挑んだ社会実験の軌跡。
「『論破から会話へ』。著者の変化を一言で表すとこうなる。創造的ではない論破が称賛されるいまのネット社会に一石を投じる一冊だ。くだけた文章・翻訳が読ませる」（日本経済新聞書評より）
▶本体2400円＋税 ▶四六 ▶400ページ

＼ 好評7刷！ ／

ボーイズ
男の子はなぜ「男らしく」育つのか
レイチェル・ギーザ［著］ 冨田直子［訳］

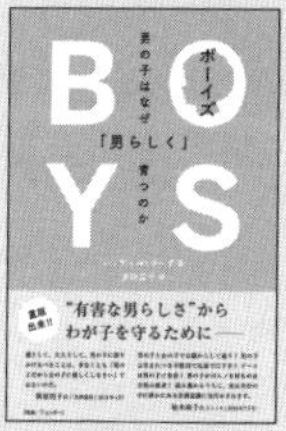

女らしさがつくられたものなら、男らしさは生まれつき？
教育者や心理学者などの専門家、子どもを持つ親、そして男の子たち自身へのインタビューを含む広範なリサーチをもとに、マスキュリニティと男の子たちをとりまく問題を詳細に検討。ジャーナリスト且つ等身大の母親が、現代のリアルな「男の子」に切り込む、明晰で爽快なノンフィクション。
▶本体2800円＋税 ▶四六 ▶376ページ

ナンシー　いいね！が欲しくてたまらない私たちの日々
オリヴィア・ジェイムス［著］ 椎名ゆかり［訳］

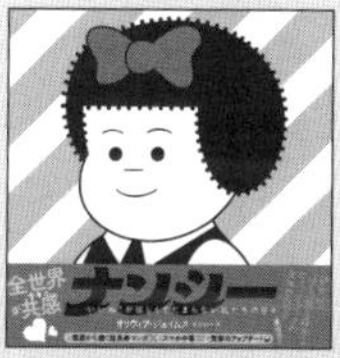

#戦前から続く超長寿マンガ × #スマホ中毒 ＝ #笑撃のアップデート
故・原田治やアンディ・ウォーホルも愛したアメリカン・コミックのヒロインがスマホを片手に大暴れ。マンガ全277話のほか、謎多き著者の正体に迫るインタビューや、米コミック界のジェンダー不均衡を考察したコラムも収録。
▶本体2800円＋税 ▶A4変型 ▶144ページ（オールカラー）

＼ 好評2刷！ ／

音楽が未来を連れてくる
時代を創った音楽ビジネス百年の革新者たち
榎本幹朗［著］

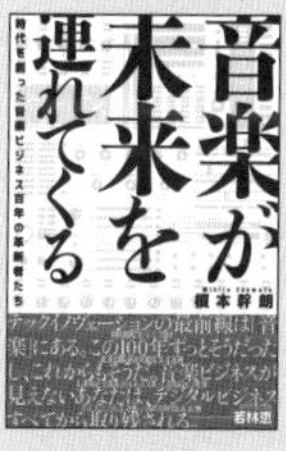

エンタメの“新常識”はすべて音楽から始まった。
エジソンの蓄音機から、ラジオ放送、ウォークマン、CD、ナップスター、iPod、着うた、スポティファイ、“ポスト・サブスク”の未来まで。史上三度の大不況を技術と創造力で打破した音楽産業の歴史に明日へのヒントを学ぶ、大興奮の音楽大河ロマン。
▶本体2500円＋税 ▶四六 ▶656ページ